Seeger, Leitfaden für Krebsleidende und die es nicht werden wollen

Dr. med., Dr. sc. nat.
P. G. Seeger

# Leitfaden für Krebsleidende und die es nicht werden wollen

Verlag Mehr Wissen - Düsseldorf

Die Anthropologische Förderungsgesellschaft m.b.H.
Podbielskistraße 11, 3000 Hannover 1

hat es sich zur Aufgabe gemacht, die Verbreitung wichtiger Bücher zu fördern und hat uns damit ermöglicht, schon nach wenigen Wochen eine zweite Auflage zu drucken. Der Verlag dankt der Anthropologischen Förderungsgesellschaft für die Förderung dieses Werkes von Herrn Dr. Seeger.

Verlag Mehr Wissen

2. Auflage 1983

© 1982 by Verlag Mehr Wissen Kurt Winter
Jägerstraße 4 - 4000 Düsseldorf 1
Gesamtherstellung: Weiss & Zimmer AG, Mönchengladbach
ISBN 3-88686-005-1

Dieses Buch habe ich als Résumée einer 45jährigen
Forschungsarbeit
in Liebe und Dankbarkeit meiner teuren Gattin
*Elisabeth Seeger*
zur goldenen Hochzeit am 28. 7. 1982 gewidmet.

Durch Gottes unerforschlichen Ratschluß wurde sie
mir zwei Monate vorher durch den Tod entrissen.
Requiescat in pace!

Ich glaube an eine ewige Fortdauer,
ich ahne eine Vollendung!
Darum will ich unablässig
alle Kräfte des Geistes und Gemütes
und alle Hilfsmittel der Forschung
und Wissenschaft verwenden,
um zu immer tieferer Erkenntnis
des Ewigen zu gelangen.

Herrn Klaus Bahlsen, Hannover, danke ich für die großzügige Unterstützung und Förderung meiner Arbeiten.

Dank für hochherzige Unterstützung und Förderung meiner Arbeiten sage ich Frau *Hilde Szepanik,* Caritasheim Thammenheim b. Wurzen.

# Inhalt

| | |
|---|---:|
| Einleitung | 11 |
| Was ist Krebs? | 11 |
| Die zwei Mechanismen der Energiegewinnung auch heute noch aktuell | 13 |
| Der Weg des Substratwasserstoffes | 14 |
| Die Ursachen der krebsigen Entartung | 15 |
| Getreideprodukte | 15 |
| Eiweiß | 17 |
| Fette | 17 |
| Krebs — ein Industrieprodukt? | 19 |
| Die Karzinogenflut | 19 |
| Aufspürung der Krebsursachen | 20 |
| Ist die Ernährung an der Krebsentstehung schuld? | 21 |
| Der Tribut an das Übel des Wohlstandes | 21 |
| Das getarnte Risiko der vegetarischen Ernährung | 22 |
| Die Bedeutung der Ballaststoffe als Antikrebswirkung | 22 |
| Der Teufelskreis des Kunstdüngers | 23 |
| Die Initialzünder der Krebsauslösung: Karzinogene in Lebensmitteln | 24 |
| Krebsgifte in der Nahrung | 28 |
| Cholesterin, ein Promotor der Krebsentstehung | 28 |
| Der Süßstoff als Übeltäter | 28 |
| Das flüssige Brot — das Bier — krebserregend? | 29 |
| Der Tröster Alkohol | 29 |
| Erhöhter Kaffeegenuß bringt Krebsverdruß | 30 |
| Der Krebspromotor Kochsalz = NaCl, der heimliche Killer der Menschheit | 30 |
| Teuflische Medikamente | 33 |
| Die Pillenschwemme als Krebsrisikofaktor | 33 |
| Wasch- und Körperpflegemittel, Make-ups, Kosmetika als Krebsursachen | 34 |
| Die Umweltvergiftung der Luft durch Asbestfasern | 36 |
| Der blaue Dunst des Tabakrauches als eines der gefährlichsten Krebsrisiken | 37 |
| Mit Karzinogenen verseuchtes Wasser | 38 |

| | |
|---|---:|
| Geopathogene Strahlen als Krebsursache | 38 |
| Radioaktive Luftverpestung und radioaktiver Niederschlag (Fallout) | 41 |
| Die strukturzerstörende Wirkung der Röntgenstrahlen | 43 |
| Die teuflische Erfindung der Spraydosen | 43 |
| Der Wirkungsmechanismus der vorstehend beschriebenen Karzinogenflut auf das Gefüge gesunder Zellen | 44 |
| Wie entsteht aus einer Normalzelle eine Krebszelle? | 44 |
| Stoffwechselentgleisungen der Krebszelle als Folge der Sauerstoffutilisationsstörung | 47 |
| Veränderungen im Mineralstoffgehalt bei Krebszellen | 47 |
| Die Krebstheorie von F. A. POPP | 48 |
| Die Latenzzeit bis zur möglichen Erfassung einer bösartigen Geschwulst | 49 |
| Methoden der Früherfassung latenter Krebse | 51 |
| Die bioelektronische Funktionsdiagnostik (BFD) | 52 |
| Nosoden-Behandlung als Voraussetzung für eine erfolgreiche Krebsbehandlung | 53 |
| Die französische Ohrakupunktur nach W. BUCHHOLZ als diagnostische Methode | 54 |
| Die Reflexzonen-Diagnose und -Therapie am Fuß nach Hanne MARQUARDT | 55 |
| Die Beziehung zwischen der Sauerstoffutilisationsstörung und der Wucherung von Krebszellen | 56 |
| Die aus vorstehenden experimentellen Erkenntnissen sich ergebenden Möglichkeiten einer biologischen Therapie der Krebskrankheit | 56 |
| Die Geschwulstbremse Nr. I | 57 |
| Das Ozon | 57 |
| Die Inhaltsstoffe der roten Rübe oder roten Bete | 58 |
| Anthozym Petrasch | 58 |
| Anthozyane | 59 |
| Myrtillidin, Sambucin, Oenidin, Symphytum off., Viscum album, Flavone, Quercetine, Calendula off. | 60, 61 |
| Podophyllum, Rechtsmilchsäure, Carotine | 62 |
| Blütenpollen | 63 |
| Die Molekulartherapie von Fr. W. KOCH | 63 |
| Proteolytische Enzympräparate | 64 |

| | |
|---|---|
| Gärungssenkender Faktor Polyerga | 64 |
| Therapie mit bestrahlten Haematoporphyrin-Derivaten | 64 |
| Die Schluckimpfung gegen den Krebs nach R. DROBIL | 65 |
| Die Geschwulstbremse Nr. II | 66 |
| Hyperthermie | 66 |
| Mistelextrakte | 66 |
| Kieselsäure | 66 |
| Frischkostnahrung | 66 |
| Phosphorlipoide Lecithin | 66 |
| Echterosept | 67 |
| Sanierung der Intestinalflora | 67 |
| Die Rolle der Darmbakterien als Schrittmacher des Krebses | 67 |
| Die Geschwulstbremse Nr. III | 69 |
| Die Milchsäuren | 69 |
| Die Immunabwehr gegen Krebs | 71 |
| Die Antikörperbildung | 71 |
| Die Korrelation zwischen körpereigener Abwehr und der Vermehrung bzw. Proliferation von Tumorzellen | 72 |
| Die krebsverhindernde bzw. krebszerstörende Wirkung der Lymphozyten | 73 |
| Die krebswidrige Funktion der Plasmazellen | 74 |
| Die Antikrebsaufgabe der Mastzellen | 74 |
| Die Beeinträchtigung und Regression der thymogen bewirkten körpereigenen Abwehr | 75 |
| Neuere Erkenntnisse der Tumorimmunologie | 76 |
| Die Bedeutung des Lymphsystems und die Lymphdrainage-Massage nach Dr. VODDER | 77 |
| Die zytoplasmatische Therapie des Krebses | 78 |
| Die zytoplasmatische Behandlung von Geschwülsten oder multifaktorielle Krebstherapie | 80 |
| Niedere pflanzliche Organismen zur Krebsbekämpfung | 81 |
| Krebs und Ernährung | 82 |
| Ein biologisch einwandfreier Boden als Garant für gesunde Pflanzen und gesunde Nahrung | 82 |
| Die Diät des Krebskranken | 83 |
| Kohlenhydrate, Eiweiße | 84 |

| | |
|---|---|
| Fette, Genußmittel | 85 |
| Die Zehn-Wege-Therapie des Krebses | 86 |
| Nachwort | 101 |
| Erklärungen der Fremdworte (termini technici) | 102 |
| Literaturverzeichnis | 106 |

# Einleitung

„Mit dem, was über den Krebs und seine Ursachen geschrieben wurde, kann man Bibliotheken füllen, der Inhalt aber geht auf eine Visitenkarte."
August BIER

Diese prophetischen Worte von August BIER fanden einige Jahrzehnte später ihre volle Bestätigung, als P. G. SEEGER in der Abteilung für Zell- und Virusforschung des Instituts Robert Koch, Berlin, experimentell mit histochemischen Methoden die Ursache der krebsigen Entartung von Zellen nachzuweisen vermochte.

Danach ist die Ursache der krebsigen Entartung einer Normalzelle in einer durch krebserzeugende chemische Noxen verursachten Zerstörung des Atmungsfermentes Zytochromoxydase, bzw. des Zytochrom $a/a_3$ neuerer Nomenklatur, und der übrigen Zytochrome der Atmungskette zu suchen, infolgedessen der Substratwasserstoff zwecks Wärmegewinnung und Energiegewinnung nicht mehr „verbrannt" werden kann, die Zelle muß nun gezwungenermaßen auf den relikten Mechanismus der Gärung oder Glykolyse umschalten, bei dem vermehrt Baustoffe anfallen, woraus dann die Proliferation oder ungehemmte Vermehrung der Zelle resultiert.
Ursache der Verkrebsung einer Zelle ist mithin eine *Sauerstoffutilisationsstörung*, d. h. das durch Krebsgifte ausgelöste Unvermögen der Zelle, den von den Blutkörperchen herantransportierten Sauerstoff auf den Wasserstoff des Nahrungssubstrates übertragen zu können.
Und diese Erklärung geht auf eine Visitenkarte, womit die Voraussage von August BIER bestätigt wird.

## Was ist Krebs?

Krebs ist eine der Kontrolle des Organismus entglittene eigenständige bösartige Wucherung von Zellen. Betrifft die Entgleisung Epithelzellen, so entsteht eine *epitheliale Geschwulst* oder ein *Karzinom*, wuchernde Bindegewebszellen bilden eine *Bindegewebegeschwulst* oder ein *Sarkom* (lat. Sarkus = Fleisch).

Das Wort Karzinom wurde von GALEN (griechischer Arzt in Rom 131—200) für den Krebs der Brustdrüse geprägt, bei dem sich die Venen ähnlich wie Krebsfüße ausbreiten.

Die Bezeichnung Krebs wird im weitesten Sinne für alle bösartigen Geschwülste gebraucht, ganz gleich, in welchem Organ sie entstehen. Ausgangspunkt für das Karzinom sind immer die Epithelzellen des betreffenden Organs, beim Mamma-Karzinom z. B. die Epithelzellen, welche die Drüsengänge auskleiden, beim Magen-Karzinom die Magenschleimhautzellen, beim Darmkarzinom die Darmschleimhautzellen usw., während sich aus Bindegewebszellen, z. B. beim Knochen ein Knochensarkom entwickelt.

## Der Stoffwechsel der normalen gesunden Zelle

Alles Leben resultiert aus der Verbrennung des aus dem Nahrungssubstrat fermentativ freigesetzten Wasserstoffes durch den von den Erythrozyten, d. h. den Blutkörperchen, herantransportierten Sauerstoff. Dabei werden 21 kcal für die ATP (= Adenosintriphosphat)-Synthese, d. h. die Energiegewinnung und 31 kcal für die Wärmeerzeugung (da die Lebensprozesse nur bei einem Wärmeoptimum zwischen 36—37 °C geordnet ablaufen können), insgesamt also 52 kcal bzw. 56 Mol ATP erzeugt.

Dieser Mechanismus läuft allein in den als symbiontische Korpuskeln in die Zellen eingewanderten fadenförmigen Mitochondrien (mitos = Faden), d. h. in einem aufeinander abgestimmten Zusammenleben zwischen Mitochondrien und Zelle ab.

Die Mitochondrien enthalten mehr als 100 Enzyme oder Katalysatoren und stellen gewissermaßen die chemische Fabrik der Zelle dar.

*Entwicklungsgeschichtlich* enthält *jede Zelle zwei Mechanismen der Energiegewinnung,* nämlich den *urgeschichtlichen oder relikten Mechanismus der Spaltung der Nahrungsstoffe* oder *Glykolyse* (= Auflösung des Zuckers) bzw. *Gärung,* aus einer Zeit, als den Primitivzellen noch kein Sauerstoff in der Erdatmosphäre zur Verfügung stand und bei dem nur zwei Mol an ATP erzeugt wurden. Als dann vor rund 600 Millionen Jahren Pflanzen, nämlich Algen, Diatomeen, Plankton auf der Erde entstanden, welche die Kohlensäure der Erdatmosphäre assimilierten und mit Hilfe der Photosynthese, d. h. des Sonnenlichtes, lange Ketten von Kohlenhydraten, Fetten und Eiweißen aufzubauen vermochten, wobei Sauerstoff ausgeschieden wurde, erst dann war die Möglichkeit gegeben, daß die Primitivzellen besondere Enzyme bildeten, um den Sauerstoff zu utilisieren und zur Verbrennung des Wasserstoffes des Nahrungssubstrates nutzbar zu machen. Durch diese Evolution konnte mit 52 kcal die 26fache Menge an kcal, bzw. die 28fache Menge an ATP erzeugt werden.

Allein durch diesen entwicklungsgeschichtlichen Sprung der Utilisierbarkeit des Sauerstoffes wurde eine Höherentwicklung der Primitivzellen bis zum Vielzellerstaat homo sapiens ermöglicht.

## Die zwei Mechanismen der Energiegewinnung auch heute noch aktuell

In jeder höher entwickelten Zelle verläuft der Abbau der Kohlenhydrate bzw. Zucker auch heute noch nach dem Zweiphasenmechanismus der Gärung oder Glykolyse, d. h. nach PASTEUR dem „la vie sans air" (dem Leben ohne Sauerstoff) und dem „la vie avec air" (dem Leben mit Sauerstoff, d. h. der Atmung).

Die Zucker oder Kohlenhydrate werden stufenweise in elf Vorgängen bis zur Brenztraubensäure abgebaut, und zwar bis zur Triose durch den Mechanismus der Gärung oder Glykolyse. Bei der Triose setzt der Oxydationsmechanismus ein, indem zwei Wasserstoffatome entzogen und durch Sauerstoff „verbrannt" werden, wodurch 3 ATP gewonnen werden, dann läuft der Abbau bis zur Brenztraubensäure nach dem relikten Gärungsstoffwechsel weiter und erst nach Einschleusung der Brenztraubensäure in den Zitratzyklus erfolgt mit Hilfe besonderer Enzymsysteme stufenweise ein oxydativer Abbau zur Kohlensäure $CO_2$ und Wasser $H_2O$, wobei die Kohlensäure den Organismus via Blutkörperchen — Lunge verläßt, das Wasser über die Nieren ausgeschieden wird.

Mit Hilfe der „Verbrennung" des Substratwasserstoffes durch den eingeatmeten Sauerstoff werden insgesamt 52 kcal, d. h. wird die 26fache Menge an Energie gegenüber der Gärung oder Glykolyse erzeugt, d. h. wird die *vis vitalis* = Lebenskraft auf eine Höchstkapazität gesteigert.

# Der Weg des Substratwasserstoffes über die in den Mitochondrien lokalisierte, an der inneren Mitochondrienmembran fest verankerte Atmungskette bis zur „Verbrennung"

Der Wasserstoff, welcher enzymatisch aus dem Nahrungssubstrat freigesetzt wurde, wird in der hydrophilen (= wasserfreundlichen) äußeren Mitochondrienmembran von dem Enzym N A D (= Nicotin-Adenin-Dinucleotid) übernommen, welches so zu $NAD.H_2$ wird. Von dort gelangt der Wasserstoff über die Flavinenzyme F M N (= Flavinmononucleotid) und F A D (= Flavinadenindinucleotid) auf das in der inneren Mitochondrienmembran lokalisierte *Ubichinon*. Von diesem wird er auf N A D im Matrixraum übertragen, schließlich durch die Oxysomenmembran geschleust, welche die Atmungskette, d. h. die Zytochrome b, $c_1$, c und $a/a_3$, umschließt.

Hier am Anfang der Atmungskette reagieren die 2 H (= 2 Wasserstoffatome) mit dem ersten Atmungsferment der Kette, dem Zytochrom b $Fe^{3(+)}$, indem den 2 H zwei Elektronen (= 2 $e^-$) entzogen und auf 2 Zytochrom b $Fe^{3(+)}$ übertragen werden, das so zu 2 Zytochrom b $Fe^{2(+)}$ wird, übrig bleiben 2 ($H^+$), d. h. aktivierter Wasserstoff, der an der Atmungskette, d. h. den Zytochromen $c_1$, c und $a/a_3$ entlang läuft, um am Ende der Atmungskette durch den vom Zytochrom $a/a_3$, d. h. der Zytochromoxydase, übertragenen, von den Blutkörperchen herantransportierten Sauerstoff „verbrannt" zu werden nach der Gleichung $4(H^+) + O^{2(-)} = 2 H_2O + 4 e$, d. h. 52 kcal.

Diese Erkenntnisse von SEEGER (1957) wurden 1979 von dem Wiener Biochemiker Prof. Dr. Dr. WASHÜTTL in allen Parametern bestätigt.

Das Einmaleins des Lebens ist also eigentlich nichts anderes als der simple Vorgang aus $4(H^+)$ des Nahrungssubstrates in Einzelphasen mit Hilfe enzymatischer $O_2$-Anlagerung, d. h. „Verbrennung" des Wasserstoffes durch den Atmungssauerstoff, die zum Leben notwendige Energie und das Wärmeoptimum von 36°—37° C zu gewinnen.

## Die Ursachen der krebsigen Entartung von Zellen

Der physiologische Ablauf der Verbrennung des Wasserstoffes aus der Nahrung wird nun durch krebserzeugende Stoffe, deren es heute weit über tausend gibt und welche mit wenigen Ausnahmen lipophil, d. h. fettfreundlich bzw. fettlöslich sind, vollkommen inhibiert und zerstört.
Der amerikanische Forscher J. BERENBLUM weist 1967 darauf hin, daß von 500 000 jährlich neu entwickelten chemischen Substanzen sich in Tierversuchen mindestens 700 als krebserzeugend erwiesen, demnach die Zahl der krebserregenden Substanzen viele Tausende beträgt. Vor allem die Großstädter inkorporieren täglich 10,0 g chemischer Substanzen mit der Nahrung und man muß sich wundern, welche Gesundheit der „liebe Gott" den Menschen mitgegeben hat, daß sie sich in den letzten dreißig Jahren nicht schon längst ausgerottet haben.
Unsere Nahrungsmittel sind heute keine „lebendige Nahrung", keine Lebensmittel im Sinne von Werner KOLLATH mehr, sondern *denaturierte* Nahrungsmittel.

## Getreideprodukte

Die Denaturierung betrifft vor allem die aus Getreidekörnern hergestellten Produkte, vor allem das Brot, bzw. die Kohlenhydrate im allgemeinen, die eine Denaturierung und Anreicherung mit Giften ungeahnten Ausmaßes erfahren.
Bereits das Saatkorn wird mit chemischen Mitteln gebeizt, unter denen das ionisierte Quecksilber noch in einer Verdünnung von 1 : 20 000 ein starkes Protoplasmagift ist. Der geerntete Weizen oder Roggen wird gewaschen, gesiebt, gebürstet, gehobelt, poliert, entkeimt und nachdem so drei Viertel aller Mineralsalze, Fermente, Vitamine, Lecithine usw. entfernt wurden, wird das Mehl mit Stickoxyden, Benzoylsuperoxyd, Chlor, Persulfaten,

Bromaten, Arsenderivaten etc. gebleicht, durch Gips, Kreide, Risofarin, Millifarin, polymere Pentosen, Xylose, Weinsäure, saures Natriumphosphat, Pyrophosphat und noch dazu einem Dutzend anderer giftiger Chemikalien (HEUPKE 1956/58) *verbessert*. Nach Zusatz von Treib-, Gärmitteln, Backaromen, künstlichen Farbstoffen usw. werden dann die „kastrierten" Schrippen, die feinen weißen Kuchen und Torten fabriziert zur „Freude" unserer lebensnotwendigen symbiontischen Flora des Darmes, die durch diese toxischen Gifte entartet. Es bilden sich sogenannte Para-Coli, deren Gifte den gesamten Organismus vergiften und zu Krebs führen. Prof. DRUCKREY in Freiburg konnte durch Injektion der Stoffwechselprodukte dieser Para-Coli aus menschlichem Darm Krebskranker bei Mäusen einwandfrei Krebs erzeugen.

In der Mitte des 18. Jahrhunderts wurde der *Rübenzucker* entdeckt. Der hohe Preis verhinderte einen überdimensionalen Verzehr, bis zu Anfang dieses Jahrhunderts. Das Bild wandelte sich vollständig nach dem zweiten Weltkrieg. Die Massenmedien provozierten einen Süßwarenverzehr ohne Grenzen und die Folgen sind nach BRUKER auf dem medizinischen Sektor unüberschaubar. Der Diabetes hat rasant zugenommen und was im Zusammenhang mit dem Krebs interessiert, geht aus den experimentellen Untersuchungen von SEEGER und SCHACHT in der Charité (1956—64) hervor.

Danach konnte mit der sehr subtilen Methode der elektrochemischen Zellatmungsmessung mit einer Genauigkeit von $10^{-10}$ nachgewiesen werden, daß Glucose bei normalen Zellen den Sauerstoffverbrauch steigert, bei verkrebsenden Zellen jedoch parallel zu deren Virulenz (d. h. Vermehrungsquote) die Zellatmung drastisch senkt und die Gärung, damit die Vermehrung der Krebszellen, d. h. die Proliferation, ankurbelt.

Nach einer großangelegten Studie (vgl. Umschau in Wissenschaft und Technik 1980) stieg zusammen mit dem Zuckerkonsum die Zunahme der Brustkrebserkrankungen bei Frauen, auch parallel zum Verzehr von Fett und Eiweiß (Schweinefleisch).

Da ein Krebs aus einer sich dauernd vermehrenden Zelle *elf Jahre* braucht (KROKOWSKI), *ehe er einen Durchmesser von einem* Zentimeter erreicht und in dieser Größe noch nicht einmal röntgenologisch nachweisbar ist, weiß niemand, ob er nicht etwa mit einem übermäßigen Zuckergenuß die Proliferation in seinem Körper vorhandener Krebszellen — und sicher entstehen in jedem Organismus Krebszellen, die dank einer intakten Abwehr nicht zur Bildung einer Geschwulst führen — anheizt.

Die Schäden, welche der übermäßige Genuß von Weißzucker in all seinen Variationen in Genußmitteln verursacht, sind von M. O. BRUKER eindrucksvoll und überzeugend dargestellt worden.

Was das *Eiweiß* anbetrifft, so gelten als Eiweißlieferanten in erster Linie die Milch und das tierische Eiweiß im Fleisch der Schlachttiere.

Das Spritzen der Kuhställe bedingt, daß die Milch mit Spritzmitteln, alias Karzinogenen, verseucht ist. Z. B. reichert sich „Der Dosierte Tod", das DDT, im Milchfett, also der Butter, bis zur 60fachen Menge an, wobei darauf hingewiesen werden muß, daß ein Zehntel Gramm DDT bereits eine Ratte tötet. Mit den anderen Spritzmitteln wie Lindan, den Hexapräparaten verhält es sich ebenso.

Fleisch und Wurstwaren werden mit Nitritsalzen (nach dem Pharmakologen Prof. HEUBNER ist Nitrit ein starkes Blutzersetzungsmittel) konserviert und mit Metapolyphosphaten, Antibiotika usw. versetzt. Auch die zur Mast verabfolgten Östrogene sind als Synkarzinogene anzusehen, welche den Krebs provozieren, wie die experimentellen Untersuchungen von P. G. SEEGER 1939/40 und W. v. MÖLLENDORFF 1942/43 erwiesen haben.

Was die *Fette* anbetrifft, so haben wir in dieser Beziehung im Verlauf der letzten hundert Jahre eine Umwertung aller Werte erlebt. Die bis zu Anfang dieses Jahrhunderts besonders bei der Landbevölkerung vorherrschende Verwendung hochungesättigter Öle aus ländlichen Ölmühlen, wie Mohnöl, Rapsöl, speziell aber Sonnenblumenöl, welche den ökologischen Prinzipien der Breitengrade entsprechend, in unseren Breiten bis zu 60 % hochungesättigter Fettsäuren enthalten, wurde seit dem ersten Weltkrieg durch eine zunehmende Verwendung gesättigter Fette, nämlich von Margarinen, der Butter des armen Mannes, abgelöst, demgemäß den ökologischen Prinzipien von Fetten südlicher Breiten angeglichen, die nur wenig hochungesättigte Fettsäuren beinhalten, wie Olivenöl, Kokosnußöl etc. Nach MANSTEIN u. a. wurden außerdem in italienischem Olivenöl sehr viel Rückstände von Insektiziden gefunden. Die Vergiftungen mit manipuliertem Öl in Spanien lassen seit einem Jahr die Wellen der Erregung hochschlagen.

Schweineschmalz und Speck sind ihres hohen Cholesteringehaltes wegen abzulehnen und die cholesterinhaltige Butter darf nur in Maßen verzehrt werden, soll nicht parallel zum Abbau des Butterberges eine Vermehrung von Krebskranken proveziert werden. Der Krebskranke besitzt nämlich einen hohen Blutcholesterinspiegel und eben dieses Cholesterin in der Zelle mit Ölsäure (SEEGER 1937/38) bzw. mit Buttersäure (nach v. CHRISTIANI 1938) verestert, ist nach SEEGER (1937/38) ein Promotor der Krebsentstehung und des Krebswachstums.

Erwähnt werden müssen die nachdenklich stimmenden Versuche von A. H. ROFFO, Buenos Aires (1939), daß auf 350° C erhitzte Fette — und diese Temperatur wird in jeder Pfanne erzeugt — krebserzeugende Eigenschaften bekommen. WATERMANN (1937/49) konnte durch auf 180° C erhitztes Cholesterinoleat, PEACOCK (1947) durch auf 270° C erhitztes Schmalz (also eine Temperatur, wie sie beim Braten in jeder Pfanne erreicht wird) Karzinome und Sarkome erzeugen.

*Gemüse,* die 100 m beiderseits der Autobahn oder von Autostraßen gewachsen sind, müssen als hochgradig verbleit und somit krebserzeugend abgelehnt werden, ebenso die Milch von Kühen, die an Autostraßen weiden. Diese ist hochgradig verbleit und Blei ist ein gefährliches Karzinogen (vgl. die Arbeiten von D. STÖFEN, P. G. SEEGER, K. RUMLER u. a.).
Mit Insektiziden gespritzte *Zitrusfrüchte* und andere *Obstsorten* und mit Diphenyl konservierte Früchte führen zur Zerstörung der Atmungsfermente der Zellen. SEEGER und SCHACHT konnten 1959 mit Hilfe der elektrochemischen Zellatmungsmessung nachweisen, daß nicht nur das Eluat Diphenyl behandelter Zitronenschale, sondern auch der Saft dieser Zitronen die Zellatmung um 50 % senkt, eben infolge Schädigung der Fermente der Atmungskette in den Zellen. Auch die Sauerstoffbindungsfähigkeit der Blutkörperchen wird stark herabgesetzt, weil das Hämoglobin, ein Eisenporphyrinderivat, durch Diphenyl geschädigt und zerstört wird.

Mit Thioharnstoff behandeltes Obst führt zur Hemmung der Schilddrüsentätigkeit, mit Arsen behandeltes Obst, wie Weintrauben, führt zum Krebs.

Das heimtückischste aller Gifte ist der Plastikweichmacher PCB (= polychloriertes Biphenyl), der in Behältern für Lebensmittel infolge Herauslösung durch Fette zu schweren Vergiftungen, Leberschäden, Abbau der Geschlechtshormone und schließlich zum Krebs führt.

Diese wenigen Beispiele zeigen das *Janusgesicht der Ernährung*, die zum Krebs führen kann.

## Krebs — ein Industrieprodukt?

Der britische Krebsforscher Peter CRUSE weist darauf hin, daß die synthetischen Chemikalien der Industrieländer geradezu ein unerschöpfliches Reservoir an krebserzeugenden Substanzen darstellen. Egmont R. KOCH bezeichnet 1981 die Krebskrankheit als Industrieprodukt und hat in seiner umfassenden und gründlichen Monographie „*Krebswelt*" seine Ansicht beweiskräftig dargestellt. Wenn im folgenden seine Beweisführung in einem kurzen Abriß einem breiten Publikum drastisch vor Augen geführt wird, so geschieht das in der Absicht, die Ursachen für den Krebs allgemeinverständlich aufzuzeigen. Summa summarum ist KOCH der Ansicht: „Unter den Fremdstoffen in unseren Lebensmitteln gibt es genügend karzinogenes, d. h. krebserzeugendes Potential, wobei womöglich sogar die Darmflora ihre Hand im Spiel hat und aus harmlosen erst vor Ort krebserregende Verbindungen macht."

## Die Karzinogenflut

Von den insgesamt fünf Millionen registrierten Chemikalien kommt nach SAFFIOTTI (1981) der Mensch mit 60 000 bis 70 000 in näheren Kontakt und schätzungsweise zwischen 5 000 und 22 000 sind krebserregend, davon hat man erst 1 600 bis 2 800 getestet und zwischen 1 600 bis 2 800 als krebsverdächtig gefunden.

Von den ungefähr 1 000 krebserzeugenden Substanzen kommt der Mensch mit ungefähr 500 in engere Berührung, im Beruf allein mit ca. 300. Etwa 40 chemische Verbindungen haben sich für den Menschen als krebserzeugend erwiesen, davon sind 90 % der erbschädigenden Substanzen karzinogen. Dr. SAFFIOTTI vom National Cancer Institute der USA schätzt, daß von

63 000 chemischen Produkten mindestens 7 000, d. h. 10 % krebserregend sind.
Nach E. R. KOCH ist das Krebsrisiko proportional der pro Kopf der Bevölkerung produzierten chemischen Substanzen. In der BRD wurden 1950 etwa 10 kg organischer chemischer Substanzen pro Kopf der Bevölkerung produziert, 1980 jedoch fünfzigmal soviel, also 500 kg.
1975 hatte die Bundesrepublik 160 000 an Krebs verstorbene Menschen zu verzeichnen, die Höchstzahl der Länder Europas. Auf 100 000 Einwohner kamen 194 Krebstodesfälle bei Männern, 128 bei Frauen. Seit Anfang der siebziger Jahre haben die Krebserkrankungen in den europäischen Ländern eine eindeutig ansteigende Tendenz und zu den zwei Millionen Krebskranken in der BRD kommen jährlich 300 000 neue hinzu. Da es weltweit keine einheitlichen Therapieerfolge gibt, bestehen unterschiedliche Chancen, dem Krebs beizukommen.
Wenn Prof. Dr. OESER und P. KOEPPE der Ansicht sind, daß die Anzahl der Krebserkrankungen seit Generationen unverändert sei, so ist wohl hier der Wunsch der Vater des Gedankens. Und wenn der chemischen Industrie bescheinigt wird, daß sie nicht der „Buhmann" sei, so bringt das Buch von Egmont R. KOCH mit ungeschminkter Klarheit und Exaktheit die Gegenbeweise; denn mit Ausnahme der Magen- und Gebärmutterkrebse ist seit 1976 ein deutlicher Anstieg aller Krebsarten, und zwar um 9 % bei Männern und 14 % bei Frauen zu konstatieren (M. SCHNEIDERMANN).

## Aufspürung der Krebsursachen

Der Vergleich regionaler Krebsarten bietet die Möglichkeit, Krebsursachen ausfindig zu machen.
So entsteht der Winzerkrebs an der Mosel durch arsenhaltige Spritzmittel, der Speiseröhrenkrebs in der Bretagne und Normandie durch Apfelschnaps, der Leberkrebs in Schwarzafrika durch das Schimmelpilzgift Aflatoxin, der Mundhöhlenkrebs in Indien mit fünfunddreißigprozentiger Häufigkeit durch das Kauen von Betelnuß in Tabakblättern, der Nasen- und Rachenkrebs in China ist womöglich erblich bedingt.

# Ist die Ernährung an der Krebsentstehung schuld?

*Der Tribut an das Übel des Wohlstandes*
Einerseits können falsche Eßgewohnheiten und Krebsgifte in der Nahrung die Organe der Nahrungsaufnahme und Nahrungsverarbeitung schädigen, andererseits kann die Art der Nahrung dafür verantwortlich sein.

*a) Die Überernährung an Fleisch*
1950 betrug der Prokopfverbrauch an Fleisch 60 kg, 1980 bereits 90 kg, also 50 % mehr. Der Konsum an Eiern belief sich 1950 auf 14 kg, heute über 17 kg, also 25 % mehr. Aus diesem Anstieg des Fleischverbrauchs in Deutschland von 38,6 kg im Jahre 1936 auf 90 kg im Jahre 1980 resultiert eine Vermehrung der Wohlstandskrebsarten: Dickdarmkrebs um 100 %, Brustkrebs um 50 %, Prostatakrebs um 50 %, wogegen die Magenkrebse abnahmen. Infolge des hohen Fleischkonsums stehen die USA, Kanada, Australien und Neuseeland an führender Stelle der Dickdarmtumoren.

*b) Der Fettgehalt der Nahrung als Krebsrisiko*
Auch der hohe Fettgehalt der Nahrung, besonders an gehärteten Fetten, kann das Krebsrisiko steigern, weil die Fette gute Transportmittel für krebserregende Umweltgifte wie Chlorkohlenwasserstoffe in der Nahrung sind. In Japan fand man eine erhöhte Magenkrebsrate durch geräucherten Fisch, der polyzyklische Kohlenwasserstoffe wie Benzpyren durch das Räuchern enthält. Ebenso verhält es sich mit geräuchertem Speck im Bodenseegebiet und Münster-Emsland (GROSSE-LACKMANN).

*c) Fett- und cholesterinreiche Nahrung als Krebsfaktor*
Durch fett- und cholesterinreiche Nahrung im Wohlstandshaushalt wird das Hormonsystem geschädigt und in Unordnung gebracht. Das gewebsstimulierende Hormon Prolaktin, welches von der Hirnanhangdrüse (Hypophyse) ausgeschieden wird, muß als Promotor von Brust-, Eierstock-, Gebärmutter- und Prostatakrebsen angesehen werden; denn bei Töchtern von amerikanischen Brustkrebspatientinnen fanden sich im Brustdrüsensekret höhere Prolaktinanteile als bei sich fettarm ernährenden japanischen Frauen mit Mammakarzinomen. Da Valium und andere Tranquilizer

(worauf später eingegangen wird) die Prolaktinausschüttung anregen, müssen sie als Brustdrüsenkrebsaktivatoren angesehen werden.

*d) Das getarnte Krebsrisiko der vegetarischen Ernährung*

Infolge des Gehaltes an karzinogenen Schadstoffen in Speisen pflanzlicher Herkunft ist das Risiko, an Magenkrebs zu erkranken, sehr hoch, wie die Statistik in Japan, Italien, Chile und Venezuela ergibt.

In Norddeutschland fand man in einem Kilogramm Grünkohl zwanzig verschiedene Schadstoffe bzw. krebserregende Gifte, darunter acht Mikrogramm Benzpyren, das einem Anteil von 600 gerauchten Zigaretten entspricht.

Kopfsalat enthält den gefährlichen Krebserreger Benzpyren in den äußeren Blättern, speziell in Industrie- und Ballungsgebieten ist der Benzpyrengehalt sehr hoch. Äpfel aus Industriegebieten enthalten 30 bis 60 Mikrogramm Benzpyren, welche Menge 180 bis 360 gerauchten Zigaretten entspricht. Getreide hat einen Gehalt von 3,5 Mikrogramm/kg Benzpyren, das sich dann im Brot wiederfindet.

Die Zunahme der drei Wohlstandskrebsarten Dickdarm-, Brust- und Prostatakrebs steht demnach in direktem Zusammenhang mit dem Prokopfverbrauch an tierischem Eiweiß, Fetten, Cholesterin und Zucker. Der Dickdarm, der diese überreichliche fett- und eiweißhaltige Nahrung verarbeiten muß, scheint zu dem anfälligsten Organ der Wohlhabenden geworden zu sein.

## Die Bedeutung der Ballaststoffe als Antikrebswirkung

Gegenüber der Steigerung des Fleischverbrauchs ist der Jahresverbrauch an Kartoffeln von 114 kg/Kopf im Jahre 1950 auf 85 kg/Kopf heute mit einer Senkung von 25 % stark rückläufig.

Da das längere Verweilen des Stuhles im Darm, das heute vorherrschende Wohlstandsübel: Obstipation, durch Anreicherung von Schadstoffen wie Indol, Skatol usw. indirekt krebsfördernd wirkt, ist der verminderte Ballastgehalt der Nahrung an Zellulose, Lignin etc. ein Krebsrisiko.

# Der Teufelskreis des Kunstdüngers!

*Der Kunstdünger als getarntes Karzinogen*
Statistisch ist in den letzten Jahren nachgewiesen worden, daß im Gegensatz zu den an Dickdarmkrebs erkrankenden Stadtbewohnern die Landbevölkerung vermehrt an Magenkrebs erkrankt. Der ursächliche Verdacht fiel auf den Kunstdünger, dessen Verwendung von drei Millionen Tonnen im Jahre 1949 auf 36 Millionen Tonnen im Jahre 1975, d. h. auf das Zwölffache anstieg.
Die landwirtschaftlichen Gebiete in den USA stellen Magenkrebshochburgen dar. Die höchste Magenkrebssterblichkeit weisen Japan, Chile und Ungarn auf und die Sterberaten an Krebs steigen parallel zum Einsatz von Kunstdünger und dem Nitratgehalt der Gemüse. In Japan wurde 1951 bis 1955 zwanzigmal soviel Nitratdünger pro Kopf ausgestreut wie in den USA.
Durch Auswaschen des Stickstoffs wird eine schleichende Vergiftung des Trinkwassers mit Nitrat verursacht, so erkrankten z. B. in Cali (Kolumbien) 25 % der Männer an Magenkrebs, weil das Trinkwasser sehr hohe Düngemittelrückstände aufwies. In einer englischen Stadt mit 90 mg/l Nitratgehalt ist die Magenkrebsrate doppelt so hoch wie in einer Nachbarstadt mit 16 mg/l.
Das Kunstdüngernitrat gelangt durch Resorption im Magen ins Blut und wird von den Speicheldrüsen in die Mundhöhle ausgeschieden, wo es durch Bakterien in Nitrit und durch andere Nahrungsbestandteile in Nitrosamin umgewandelt wird. In frischem Spinat können sich nach zwei Wochen Tiefkühlung 300 Milligramm/kg Nitrit anreichern. Der Mensch nimmt pro Tag 10 Mikrogramm Nitrosamin mit der Nahrung auf. Die größte Menge davon wird im Magen gebildet. Vitamin C und E verhindern die Nitrosaminbildung im Magen.

# Die Initialzünder der Krebsauslösung: Karzinogene in Lebensmitteln

*1. Polyzyklische aromatische Kohlenwasserstoffe*
Sie entstehen beim Verbrennen in Kohle- und Ölheizungen, beim Grillen, im Zigarettenrauch usw. und sind stark krebserzeugend.

*2. Chlorierte Kohlenwasserstoffe*
Die als Schädlingsbekämpfungsmittel eingesetzt das Damoklesschwert der Pestizide darstellen.

a) An der Spitze steht das 1939 von Paul MÜLLER synthetisierte *Dichlordiphenyltrichloräthan = DDT*, dessen insektenvernichtende Eigenschaft von Müller erkannt wurde, wofür er den Nobelpreis erhielt. Es ist stark krebserregend. 1970 wurden allein 175 000 Tonnen DDT auf die Felder versprüht und als man seine Gefährlichkeit als Krebsinduktor erkannte, wurde 1972 in den USA und 1978 in der BRD die Herstellung verboten. Im Gebrauch ist es nur noch in der dritten Welt, wo jährlich 100 000 Tonnen z. B. gegen die Malariamücke versprüht werden. Es gelangt dann auch in Nahrungsmittel, speziell Gemüse und Früchte und mit diesen in sein Ursprungsland nach Europa zurück. Ein wahrer Teufelskreis.
Im Organismus wirkt DDT:

— als *Oxydationsblocker*. Bereits drei Teile pro Million hemmen die Oxydationsfermente der Atmungskette in den Mitochondrien (z. B. beim Herzmuskel).

— als *Entkoppler der oxydativen Phosphorylierung*, d. h. der Bildung von energiereicher ATP. Die Zellatmung läuft zwar weiter, aber es wird keine Energie erzeugt. DDT ist ein starkes Karzinogen, welches Krebse der Leber und des Blut- und Lymphsystems erzeugt. Bereits drei Teile pro Million in Milch summieren sich in der Butter zu 65 Teilen pro Million.

*b) Aldrin und Dieldrin*
Sie sind im Körper fünfmal so giftig, durch die Haut absorbiert 40mal so giftig wie DDT. Aldrin und Dieldrin werden in den Fetten der Zell- und Mitochondrienmembranen gespeichert, sie sind fettlösliche hochtoxische Leber-, Nieren- und Nervengifte. 2,5 Teile pro Million Gewebeteile erzeu-

gen Nekrosen in Leberzellen und Unfruchtbarkeit. Endrin, ein Stereoisomer des Dieldrins ist fünfmal so giftig wie Dieldrin, es ist der giftigste chlorierte Kohlenwasserstoff, wogegen DDT harmlos ist. Für Säuger ist es fünfzehnmal, für Fische dreißigmal und für Vögel dreihundertmal so giftig wie DDT. Aldrin und Dieldrin sind bei Mäusen und Ratten krebserzeugend.

c) *Lindan* ($C_6H_6Cl_6$), ein heute noch in Hekatomben verwendeter Abkömmling des Hexachlorcyclohexan (BHC) ein Kontakt-, Freß- und Atemgift in Gemüsen und Kartoffeln gespeichert, erzeugt bösartige Geschwülste in Pflanzen, Leukämie und Chromosomenverdoppelung beim Menschen. Es wird als Insektenvernichter hauptsächlich in der Landwirtschaft eingesetzt, vernichtet jedoch nicht nur schädliche, sondern auch nützliche Insekten, beeinträchtigt das Pflanzenwachstum, dezimiert die Schalendicke der Vogeleier, führt zu Mißbildungen des Fötus und erzeugt bei Mäusen Leberkrebs. Beim Menschen besteht ein großes Krebsrisiko.

d) *Chlordan*, eines der giftigsten, außerordentlich langlebigen Insektizide gelangt als Haushaltsinsektizid (Mottenvertilger) leicht in alle Organismen. Nahrungsmittel, die nur 2,5 Teile pro Million enthalten, führen im Körperfett zu einer Speicherung von 75 Teilen pro Million, also zur dreißigfachen Vermehrung. Es erzeugt bösartige Erkrankungen des Blut- und Lymphsystems, Hirntumoren und Leukämien.

e) *Heptachlor* besitzt eine hochgradige Affinität zum Körperfett. Bereits nach Zufuhr von 1/10 Teil pro Million sind meßbare Mengen im Körperfett nachweisbar. Es erzeugt beim Menschen Hirntumoren und Leukämie.

f) *Toxaphen* mit acht Chloratomen, ein Gemisch aus 180 einzelnen Chlorkohlenwasserstoffen, seit 1945 als Insektizid benutzt, ist bei Mäusen und Ratten krebserzeugend und stellt für den Menschen ein Krebsrisiko dar.

g) *Amitrol*, ein Herbizid, erzeugt bei Mäusen und Ratten Schilddrüsen- und Lebertumoren.

h) *Aramit*, im Gemüse- und Obstbau gegen Milbenbefall verwendet, ruft bei Ratten Leberkrebs, bei Hunden Gallenblasentumoren hervor.

i) *Carbaryl*, ein Gemüse- und Obstinsektizid, verursacht nach sowjetischen Untersuchungen bei Mäusen und Ratten Lungen- und Leberkrebs sowie Leukämie.

k) *Monuron*, ein Totalherbizid, ruft bei Mäusen und Ratten Magen-, Leber- und Lungenkrebse hervor.
*Alle diese vorstehend aufgeführten Kohlenwasserstoffe zeichnen sich durch eine starke Affinität zu tierischen Fetten aus, so daß es kein tierisches Fett gibt, das nicht Spuren von diesen Krebsgiften enthält.* Fleisch und Milchprodukte haben den höchsten Gehalt an diesen Krebsgiften. Amerikanische Untersuchungen haben gezeigt, daß der Anteil der chlorierten Kohlenwasserstoffe in der Muttermilch stark von der Ernährung abhängig ist. Muttermilch viel Fett verkonsumierender Frauen enthielt neunmal soviel DDT, Dieldrin, BHC (Hexachlorcyclohexan) wie diejenige von Vegetarierinnen. Das Gemüse industrienaher Bauernhöfe enthält den dreißigfachen Anteil der erlaubten Menge an chlorierten Kohlenwasserstoffen.
*Perchloräthylen* und *Tetrachlorkohlenstoff* sind im Tierversuch krebserzeugende Stoffe.

3. *Fungizide = pilztötende Mittel*
*Pentachlorphenol*, ein pilztötendes Holzschutzmittel, erwies sich bei Mäusen und Ratten als Hochkarzinogen.
*Pentachlornitrobenzol*, ein Mittel gegen die Trockenfäule der Kartoffel und als Saatgutbeizmittel verwendet, führt bei Mäusen zu Leberkrebs.
*Zineb* und *Maneb* als Fungizide im Obst- und Weinbau angewendet rufen bei Mäusen und Ratten bösartige Geschwülste hervor.

4. *Benzol*
Zusatzmittel zum Benzin, ist ein gefährlicher Wirkstoff in Reinigungs-und Entfärbemitteln, in Fahrradflickzeug, Vergaserrückständen usw. Die Jahresproduktion in der BRD beträgt eine Million Tonnen. Als Zusatzmittel zum Benzin ist es verantwortlich für die Zunahme der Leukämien.

5. *Formaldehyd*
ist ein Bestandteil vieler Kunststoffe und Farbstoffe, von Spanplatten, ein Desinfektions- und Konservierungsmittel. Jahresproduktion 500 000 Tonnen. Es erwies sich besonders auf Schleimhäuten als krebserzeugend.

6. *Dichlordimetyläther*
Mehr als die Hälfte von 30 Arbeitern, die damit zu tun hatten, erkrankten und starben an Lungenkrebs.

## 7. Schwermetalle
Das *Blei* in den Auspuffgasen der Kraftfahrzeuge erzeugt Nierenkrebs. *Cadmium* in Fleisch- und Milchprodukten, in Gemüsen und Pilzen, vor allem in Industriegebieten, führt zu Nieren- und Prostatakrebs.

## 8.
*Vinylchlorid,* das Ausgangsprodukt für PVC (= *Polyvinylchlorid*), dessen Produktion in fünfundzwanzig Jahren auf das Dreißigfache angestiegen ist, ist als Krebsfaktor anzusehen. Das WHO Krebsforschungsinstitut stellte fest (nach E. R. KOCH S. 223): „Ein Kunststoff könnte ein krebserzeugendes Potential für Mensch und Tier beinhalten, weil eine krebserzeugende Substanz in dem Material steckt oder das Polymer selbst karzinogen ist. Auch die geringste Exposition mit Vinylchlorid stellt eine potentielle Gefahr dar, da ein Risiko für Krebse des Verdauungskanals besteht."
Das Vinylchlorid ist schon ab einer Luftkonzentration von 50 per promille krebserregend und führt bei 16 % der Versuchstiere zu Angiosarkomen der Leber. Bei einer Arbeitsplatzkonzentration zwischen 500 bis 3000 ppm erkrankten 1974 29 Arbeiter an Angiosarkomen, 1975 47 Arbeiter ferner zu 60 % an Lungenkrebs, 32 % an Hirntumoren.

## 9. Acrylnitril
Der Ausgangsstoff für Polyacryl (PA), kann als Verunreinigung in Polyacrylfasern beim Kontakt mit Polyacrylfasern von der Haut aufgenommen werden und ist ohne Zweifel krebserzeugend.

## 10. Styrol,
ein Ausgangsstoff für das Plastikpräparat Polystyrol, welches das Material für Verpackungsmittel, Spielzeuge, Sportartikel, Haushaltswaren usw. bildet, erzeugt bei Mäusen nach oraler Aufnahme von Fasern von tausendstel Millimeter Länge Lungenkrebs und führt zu bösartigen Bindegewebsgeschwülsten.

## 11. Die *polychlorierten Biphenyle* (PCB)
in Millionen Tonnen hergestellt, erwiesen sich als krebserregend. In Japan führte damit kontaminiertes Reisöl zu schweren Vergiftungen.
Die Gefährlichkeit von DDT und PCB ist ihre *Unzerstörbarkeit* selbst nach Jahrzehnten im Erdboden, und die von Müllverbrennungsanlagen verursachte Luftverschmutzung mit diesen brisanten Karzinogenen ist so enorm, daß man beide überall in den Meeren aller Kontinente, selbst in der Antarktis und im grönländischen Eis nachweisen kann.

## Krebsgifte in der Nahrung

*Aflatoxine* sind Schimmelpilzstoffwechselprodukte in Brot, Getreideprodukten, Erdnüssen, Paranüssen usw., die zu Leberkrebsen führen. In 20 % der Erdnußflips, 8 % von Erdnußcrems und 2 % der Erdnußkerne wurden Aflatoxinmengen weit über den zulässigen Höchstgehalt nachgewiesen. *Östrogene* (Diaethylstilboestrol) = DES in Hekatomben bei der Mast von Kälbern und anderen Tieren verwendet, deshalb in gefährlicher Menge in kalbfleischhaltiger Babynahrung gefunden, und zwar bis zu 75 Mikrogramm/kg, führt bei Töchtern von Östrogenkonsumentinnen zu Vaginalkrebs, bei Söhnen zu Unfruchtbarkeit und Hodenkrebs, bei Mäusen führten 6,23 Mikrogramm/kg zur Tumorbildung.

## Cholesterin, ein Promotor der Krebsentstehung

Nach den experimentellen Untersuchungen von P. G. SEEGER 1937/38 in der Abt. f. Zell- und Virusforschung des Instituts Robert Koch, Berlin, ist das nach SEEGER mit Ölsäure, nach v. CHRISTIANI mit Buttersäure veresterte Cholesterin ein Promotor der Krebsgenese. Da bei dem Wohlstandskonsum täglich Mengen bis zu 500 mg/Tag aufgenommen werden, erhebt sich die dringende Forderung, den Anteil auf 200 mg/Tag zu dezimieren, den Faseranteil dagegen um 20 bis 30 g/Tag zu steigern und die Hälfte des Eiweißbedarfs durch pflanzliches Eiweiß zu decken. Durch diese Maßnahme könnten die Dickdarmkrebse in der BRD auf die Hälfte reduziert werden.

## Der Süßstoff = Kunstzucker als Übeltäter

Cyclamat erzeugte im Tierversuch zu 10 % Blasenkrebse, beim Menschen zu 0,01 %. Nach D. KENNEDY besteht für Süßstoffbenutzer ein 60prozentiges Blasenkrebsrisiko. Aber auch der Rübenzucker, die Glucose, ist nicht ohne Risiko, weil er die Atmung von Krebszellen senkt, deren Gärung also erhöht und somit die Proliferation ankurbelt.

## Das flüssige Brot — das Bier — krebserregend?

R. PREUSSMANN und Mitarbeiter vom Krebsforschungszentrum Heidelberg fanden in 70 % der verschiedensten Biere *Nitrosodimethylamin* (NDMA). Die höchsten Konzentrationen in Stark- und Dunkelbieren stellen mit 64 % Aufnahme beim Menschen die bei weitem größte Krebsquelle dar.
Bei einem jährlichen Prokopfverbrauch von 250 Litern hat Bayern den absolut größten Anteil der Mastdarmkrebsmortalität. Dieser Umstand ist nach E. R. KOCH nicht allein auf das Nitrosamin zurückzuführen, sondern durch Einwirkung mikrobiologischen Spaltmaterials im Darm könnte das Gerstengebräu *aus nicht krebsigen Verbindungen krebsstimulierende Produkte entstehen lassen.*

## Der „Tröster Alkohol", ein schwacher Trost, vor Krebs sicher zu sein

A. J. TUYES gelangte 1978 zu der Erkenntnis, daß in ursächlichem Zusammenhang mit den Trinkgewohnheiten der Bretonen, Normannen und Elsässer eine klare Abhängigkeit der Speiseröhrenkrebsentstehung von der täglichen Alkoholration besteht. Zweiter Faktor ist der Apfelschnaps. Demnach scheint Alkohol eine krebserregende und nicht nur das Tumorwachstum fördernde, sogenannte kokarzinogene Substanz zu sein. So liegt in der UdSSR, der Heimat des Wodka, die Speiseröhrenkrebsrate am höchsten in ganz Europa.
SEEGER und SCHACHT konnten 1957 in der Charité, Berlin, mit Hilfe der elektrochemischen Zellatmungsmessung (Genauigkeit $10^{-10}$) nachweisen, daß bereits ein Milliliter 35prozentiger Alkohol, in ein 50-ml-Gefäß 1 % Glucose enthaltener Lockelösung ohne Calcium gegeben, die Zellatmung von hundert Millionen Zellen, die in diesem Gefäß suspendiert waren, um 50 % senkt, und zwar infolge Schädigung der Fermente der At-

mungskette, speziell der Zytochromoxydase, mithin dadurch ein Überwiegen der Gärung verursacht und somit zur Proliferation, d. h. krebsigen Entartung der Zellen und bösartigem Wachstum führt.

## Erhöhter Kaffeegenuß bringt Krebsverdruß

Dr. B. MacMAHON in den USA machte 1981 den Kaffee für 10 000 Pankreastote verantwortlich.
P. G. SEEGER und W. SCHACHT haben 1959 in der Forschungsstelle für Krebsforschung der Charité, Berlin, die Wirkung von Kaffee (nach dem üblichen Verfahren gebrüht) auf Normalzellen und Ascitescarcinomzellen der Maus mit Hilfe der elektrochemischen Sauerstoffmessung bzw. Zellatmungsmessung getestet. Durch eine 0,1prozentige Konzentration des Brühresultates (50 g Kaffee/1 l Aquadest.) wurde die Atmungsintensität der Zellen auf 1/18, in einem anderen Fall auf 1/11 des $QO_2$-Anfangswertes gesenkt ($QO_2$ = Sauerstoffverbrauch/mg Gewebe/Std.). Ein aus geröstetem Kaffee gewonnenes Chlorogensäure-Wachs-Röstproduktgemisch senkte den $QO_2$-Wert um 70 %. Alles, was infolge Schädigung der Atmungskette die Zellatmung senkt, führt früher oder später zum Krebs.
Der Entzug der Röstprodukte, der nach einem Spezialverfahren (früher Kaffee C, jetzt Eduscho) vorgenommen wird, bedeutet demnach eine „Entschärfung" der karzinogenen Wirkung des Kaffees. SEEGER und SCHACHT konnten auch eine Senkung der Sauerstoffbindungsfähigkeit der Blutkörperchen (infolge Schädigung des Eisenporphyrinproteids Hämoglobin) durch Kaffee nachweisen.
Nach diesen experimentellen Feststellungen ist summa summarum auch der Kaffee als karzinogenes Risiko einzustufen.

## Der Krebspromotor Kochsalz = NaCl, der heimliche Killer der zivilisierten Menschheit

Das Kochsalz NaCl ist zwar ein lebenswichtiger Bestandteil aller Organe und für den wachsenden Organismus ist die Zufuhr von Natrium entsprechend dem Aufbau der Körpersubstanz, für Fleisch-, Fettbildung, Fertilität

und Wachstum lebensnotwendig, jedoch ist der übermäßige Konsum, wie er heute praktiziert wird, ein kaum ausrottbares Übel.
Der Verbrauch eines Erwachsenen wird mit 7,75 g/kg angegeben. Die traditionellen Angaben des täglichen Kochsalzbedarfes des Menschen von 4,0 bis 5,0 g pro Tag sind nach FLASCHENTRÄGER (1951) sicher zu hoch angesetzt, da die Gemischtkost auch ohne Zusatz von Kochsalz, da Brot, Butter, Fleischwaren, Konserven etc. viel zu große Mengen von Kochsalz enthalten, selbst in der strengen kochsalzfreien Diät sind durchschnittlich 0,6 bis 1,0 g Na/Tag enthalten. Der Tagesbedarf eines Menschen von 70 kg beträgt nach FLASCHENTRÄGER-LEHNARTZ (1951) 4—5 g Na, 2—3 g Cl, 2—4 g K, 1—2 g Ca, 0,2—0,5 g Mg. Wenn P. KARLSON noch 1974 den Tagesbedarf an Na mit 15 g/Tag angibt, so dürfte das stark übertrieben sein, da nach SCHWEIGART (1962) die Kochsalzzufuhr beim Menschen höchstens bis zu 5,0 g/Tag summa summarum betragen sollte.
Säuglinge bekommen bereits nach Zufuhr von 2,0—3,0 g Kochsalz/Tag Salzfieber, die sogenannte Kochsalzplethora nach VEIL. Durch die Haut werden beim Gesunden ohne sichtbares Schwitzen 0,5 g Na/Tag abgegeben.
Demgegenüber besitzt der Kochsalzgehalt der Nahrungsmittel z. B. Schinken, Wurst, Käse, Milch usw. eine nicht mehr vertretbare Höhe von 800 bis 1 500 mg/%. Bei tiefgekühlten Erbsen wurde ein mehr als hundertfacher, bei Erbsen in Dosen ein zweihundertfünfzigfacher Kochsalzgehalt nachgewiesen.
Ebenfalls eine Reihe der insgesamt bekannten 54 Mineralwässer in Kurorten haben nach Prof. WIRTHS (1980) einen viel zu hohen Na-Gehalt. Laut WHO-Report 2/1979 sind nur 20 mg Na pro Liter zulässig. Außer 9 Trinkwässern mit 49,5 mg/l Kochsalz gibt es noch 73 mit überstarker Kochsalzbelastung von 42 bis 200 g/l.
Das Natrium ist ferner klammheimlich ein häufiger Bestandteil moderner Ernährung, z. B. *Natriumalginat* als Dickungsstoff für Speiseeis, Saucen, Pudding und Süßwaren, *Natriumcaseinat* in Trink- und Sauermilcherzeugnissen und Fleischkonserven, *Natriumcitrat* als Stabilisator für Kondensmilch, Sahne, Käseerzeugnisse, zum Pökeln des Fleisches in beträchtlichen Mengen, *Natriumphosphat* für Schmelzkäse, Fleisch, Kaltpudding und eines der weltweit verbreiteten Wohlstandsgetränke, welches die Wohlstandsgesellschaft zum goldenen Kalb erkoren hat.

Der Generalangriff des Natriums ergo Kochsalzes erfolgt also auf allen Fronten der Ernährung. Folge 300 000 Tote an Herzinfarkt und Schlaganfall, 150 000 an Krebs.

Warum? Weil Kochsalz das wichtigste Stoffwechselsystem des menschlichen Organismus, das Kapillarsystem, schädigt, damit die Blutzirkulation, Sauerstoffversorgung der Gewebezellen, Abtransport der Schlacken usw. inhibiert.

Nach EPPINGER bildet die Kapillarläsion, d. h. eine histologisch noch nicht einmal nachweisbare funktionelle Schädigung der Kapillaren, den Anfang aller menschlichen Erkrankungen. Der Ernährungsforscher S. BOMMER betont 1948/49 und 1962/63, daß der tagaus, tagein gewohnheitsmäßige Verzehr totgekochter versalzener extremer Fleischkost zu einer irreversiblen Schädigung des Systems der inneren Atmung, d. h. der feinsten Kapillaren, und der Oxydationsenzyme, speziell der Atmungskette, in den Zellen führt.

GÄNSELEN (1948/49) konnte in eindrucksvollen Versuchen beweisen, daß versalzene Kost bzw. Fleischkost zu Klemmungen und Schlängelungen der feinsten Kapillargefäße, zu Störungen ihrer Durchlässigkeit, zur Stase und schließlich infolge von Läsionen zu Blutaustritten führt. Bei einer Frischkosttherapie strecken sich unter dem Einfluß der vitamin-, ferment-, spurenelement- und oxydationsaktivierenden Nahrung die geknickten und geschlängelten Kapillaren wieder, und es kommt zu einer gleichmäßigen Blutfüllung und Durchströmung.

F. E. BIRCHER (1978) vermochte durch einzigartige Fotos bei 1200facher Vergrößerung die Unterschiede des Kapillarzustandes zwischen gesunden und kranken Probanden darzustellen. Nach BIRCHER ist besonders das Kochsalz für die Schädigung der Kapillaren verantwortlich zu machen, die zu Arterien- und Herzschädigungen und schließlich zum Herzinfarkt führt.

KULTJUGIN und SAWOSTJANOW konnten bereits 1932 feststellen, daß die Einwirkung einer m/10 NaCl-Lösung die Katalaseaktivität im menschlichen Blut auf über die Hälfte senkt, damit zur $H_2O_2$, d. h. Wasserstoffsuperoxyd-Vermehrung führt und die Hypoxie durch die Kapillarstase geradezu krebsstimulierend wirkt.

# Teuflische Medikamente

*Reserpinhaltige Medikamente* führen zu einer erhöhten Brustkrebsrate bei Frauen.

*Antibiotika* sind als potente Krebserreger anzusehen.

*Zytostatika,* die das Tumorwachstum bremsen sollen, erwiesen sich als karzinogen.

*Barbiturate,* z. B. Phenobarbital und Phenytoin rufen beim Menschen bösartige Geschwülste der Lymphgefäße hervor.

*Phenacetin* hat sich als karzinogen erwiesen.

*Propylthiouracil* und *Methylthiouracil,* als Schilddrüsenblocker verwendet, rufen bei Nagern Schilddrüsen- und Nierentumore hervor und sind laut WHO ein Krebsrisiko.

*Nitrofurantoin,* ein Harnwegsantiseptikum, erwies sich bei Ratten als krebserregend, beim Menschen führt es zu Geschwülsten im Genitalbereich.

*Propanthelin* gegen Harnwegsinfektionen und als Augentropfen benutzt, führt zu Bauchspeicheldrüsenkrebs.

*Jacutin* gegen tierische Parasiten enthält Lindan und verursacht beim Menschen Leberkrebs.

*Selensulfid* als Haarwaschmittel erzeugt Leberkarzinome.
Der Tranquilizer *Valium* (Diazepan) aktiviert die Prolaktinausschüttung der Hypophyse (Hirnanhangdrüse), führt zu beschleunigtem Wachstum von Brustkrebszellen, zu Nierentumoren und ist vor allem ein Promotor für Metastasen (Tochtergeschwülsten) von Mammakrebsen.

# Die Pillenschwemme als Krebsrisikofaktor

„Es ist nicht Gottes Wille, daß Frauen nehmen die Pille."

Die Ovulationshemmer enthalten Östrogene.
P. G. SEEGER konnte 1939 experimentell histochemisch nachweisen, daß

Krebszellen des Ehrlichschen Asciteskarzinoms der Maus in der kernnahen Plasmazone vermehrt Follikelhormon Östron enthalten und 1940 die Gefährlichkeit des Östrogens als Synkarzinogen belegen, weil Östrogene eine Hypercholesterinaemie hervorrufen, den zellulären Vitamin-C-Gehalt drastisch bis auf null senken und eine Verschiebung des Verhältnisses Ester spaltende : Ester synthetisierenden Fermenten (Esterasen) zugunsten der letzteren verursachen, woraus die Cholesterinesterverfettung der Krebszelle resultiert, sowie eine Vermehrung der Phosphatasen bewirken.
W. v. MÖLLENDORFF konnte 1942/43 in der Gewebekultur beweisen, daß Östradiol 1 : 10000 in Tyrodelösung die Mitoserate in sechs Stunden um 550 % vermehrt. Bei einer Lösung von 1 : 350000 sind nach hundert Tagen 34 % mitosegeschädigte Zellen (gegenüber 4 % bei den Kontrollen) nachweisbar.
Nimmt man den letzten Versuch zur Grundlage, so würden 0,1 g Mestranol (Ethynylöstradiol), wie sie in einer Pille enthalten sind, während hundert Tagen einem sechzehnjährigen Mädchen von 40 bis 45 kg Gewicht verabreicht zu 34 % Mammaepithel, Uterus- und Portioepithel in ihrem Mitosemechanismus, d. h. der Teilungsrate, schädigen. So wurden dann auch bei 70 bis 80 % aller Pillenbenutzerinnen Schleimhauterosionen am Gebärmutterhals und bei 207 unter 400000 Frauen Portiokrebse festgestellt. Die Spätfolgen nach dem Gebrauch oraler Kontrazeptiva sind gar nicht auszumalen. Nach den Untersuchungen des National Cancer Institute in den USA (1975) kann die Pille
1. das Wachstum von Mammakarzinomen beschleunigen,
2. bösartige Geschwülste des Gebärmutterhalses und der Gebärmutter induzieren,
3. das Risiko an Leberkrebs zu erkranken, vergrößern.
Ovulationshemmer greifen massiv in den weiblichen Körper ein, die Konsequenzen sind noch gar nicht abzusehen.

## Wasch- und Körperpflegemittel, Make-ups, Kosmetika als Krebsursachen

1. Durch den *Östrogengehalt.*
1974 wies das Krebsforschungsinstitut der WHO in Lyon nach, daß Östro-

gene krebserregend sind. Auch die für Frauen über 40 Jahre zugelassenen 350 Einheiten/Tag sind juristisch zweifelhaft.

2. Durch *Oxydationsmittel.*

Diaminoanisol und Diaminotoluol in Haarfärbemitteln erzeugen bei Nagern Krebs. Nach VAN DUUREN sind zwanzig Suzbstanzen aus Haarfärbemitteln krebserregend.

3. Durch *Kosmetik-* und *Lebensmittelfarbstoffe:*

a) *Benzyl-Violett* als Inhaltsstoff von Lippenstiften und Augen-Make-up ist für den Menschen eine krebserzeugende Substanz.

b) Brillant-Blau als Lebensmittelzusatz und Färbemittel führt bei Mäusen und Ratten zu Krebs.

c) *Amaranth,* in der BRD noch als Lebensmittel- und Kosmetikfarbstoff verwendet, ist hochkarzinogen.

d) *Formaldehyd* besitzt ein krebserzeugendes Potential.

e) *Schwermetallkonzentrationen* in Lippenstiften, Wimperntusche, und Lidschatten, z. B. Bleiverbindungen erzeugen Nierenkrebs.

f) *Nitrosamine* in Gesichtscreme, Shampoos und Baby-Lotionen, manche enthalten 48 ppm/mg/kg, verursachen Leberkrebs.

## Der schleichende Tod in der Luft, die Luftverschmutzung

Die Luft in Industriegegenden, Städten und Ballungsgebieten enthält fünf Gruppen von Giftstoffen:

1. *Polyzyklische Kohlenwasserstoffe,*
2. *Kohlenwasserstoffe* wie *Benzol, chlorierte* wie *Dibromäthan, Vinylchlorid* usw.
3. *Metallstäube* wie *Arsen, Blei, Cadmium, Chrom, Nickel.*
4. *Schwefeldioxyd.*
5. *Asbeststäube.*

Alle müssen als krebserzeugende Stoffe angesehen werden, die für die vermehrte Mortalität in Industrie- und Ballungsgebieten an Bronchialkrebs verantwortlich gemacht werden müssen.

*Arsen* erzeugt Haut-, Lungen- und Leberkrebse,
*Blei* induziert Nierentumoren.
*Cadmium* Lungenkrebse, Prostata- und Nierenkrebse.
*Chrom* Lungenkrebs,
*Nickel* Nasen- und Lungentumoren.
*Schwefeldioxyd* ($SO_2$) tötet die sauerstoffspendenden Wälder selbst weit ab der Industriegebiete, z. B. im Schwarzwald und führt beim Menschen zu Erbschäden. Laut Fernsehen 2. Programm vom 13. 4. 82 ist die Kupferhütte Duisburg der größte Luftverschmutzer, und im Ruhrgebiet übersteigen die Werte an Blei und Cadmium die zulässigen Werte um das Elffache.

## Die Umweltvergiftung der Luft durch Asbestfasern

1. Durch Abrieb von Bremsbelägen gelangen jährlich 13 Tonnen von Asbestfasern in die Luft.
2. Durch Abrieb von asbesthaltigen Straßenbelägen werden jährlich 10 Tonnen in die Luft geschleudert.
3. Bei der Müllverbrennung von Asbestabfällen wird die Luft mit Asbestfasern verunreinigt.
4. Bei der Verwitterung von Asbestzement (Eternit) gelangen Asbestfasern in die Luft.
5. Bei der Verarbeitung von Asbestmaterialien in geschlossenen Räumen wird die Asbestkonzentration der Luft erhöht.

Die Silikatmineralien, wie Asbest, besitzen (und zwar in einer Länge von weniger als 1/1000 mm) geradezu teuflische Eigenschaften, denn sie erzeugen Lungen- und Rippenfelltumoren (Mesotheliome) und auch Magen-und Darmkrebs. Asbest-Arbeiter haben eine 2- bis 3mal so hohe Magen- und Dickdarmkrebsrate aufzuweisen.

# Der blaue Dunst des Tabakrauches als eines der gefährlichsten Krebsrisiken

Die gefährlichste Umweltverpestung ist die durch den blauen Dunst des Tabaks, an der gemessen die Umweltverschmutzung und Umweltvergiftung durch Industrie und Verkehr belanglos erscheint. Der Dresdener Internist Prof. Dr. F. LICKINT hat der Aufklärung der Beziehung zwischen Tabak und Lungenkrebs seine Lebensarbeit gewidmet. Das Fazit ist, daß das Ansteigen der Lungenkrebsrate dem Zigarettenverbrauch parallel verläuft. „Erst die Dosis macht, daß ein Ding ein Gift sei" (PARACELSUS). Die höchste Lungenkrebsmortalität haben die CSSR, England und Schottland mit einem täglichen Tabakprokopfverbrauch von 1,9 bis 1,5 g. Inhalierter Zigarettenrauch verursacht nicht nur Bronchial-, sondern auch Mundhöhlen-, Kehlkopf-, Speiseröhren-, Bauchspeicheldrüsen-, Blasen- und Nierenkrebse. Für rauchende Arbeiter in der Chemieindustrie, in Asbest- und Gummifabriken ist das Risiko, an einem Bronchialkrebs zu erkranken, weit höher. Auch Nichtraucher, die passiv beraucht werden, sind gefährdet, weil sie in einer Raucherumgebung zu einem Konsum von 8 bis 10 Zigaretten täglich kommen können, ohne eine einzige Zigarette angerührt zu haben.

*Als Krebsgifte bzw. Karzinogene des Tabakrauches müssen angesehen werden:*

1. das *Blutgift Kohlenmonoxyd* (CO),
2. der *Tabakteer,*
3. *Benzpyren,* 130 ng = Milliardstel Gramm pro Zigarette.
   In einem rauchigen Restaurant in Hannover fand man eine Benzpyrenkonzentration von 28,2 bis 144 ng/m$^3$,
   geschädigte Organe: Mundhöhle, Kehlkopf, Lunge.
4. *N-Nitrosodimethylamin* (NDMA),
   betroffene Organe: Speiseröhre, Bauchspeicheldrüse, Blase, Niere.
5. *Nitrosopyrrolidin* erzeugt Speiseröhrenkrebs.
6. *ß-Naphthylamin* induziert Blasen- und Nierenkrebs.
7. *4(N-Methyl-N-Nitrosamin)1(3 Pyridil)-3-Butanon* = tabakspezifisches Nitrosamin, erzeugt Bauchspeicheldrüsen-, Blasen- und Nierenkrebs.
8. *Teerkondensat* induziert Mundhöhlen-, Kehlkopf-, Speiseröhren- und Lungenkrebs.

Für unfreiwillige passive Tabakrauchinhalierer kann Lungenkrebs nicht ausgeschlossen werden.

Wer könnte schon erwarten, daß der Staat etwas gegen das Tabakrauchen unternimmt, wo doch die Politiker selbst bei ihrem öffentlichen Auftreten sich das Zigarettenqualmen oder Pfeiferauchen oder Tabakschnupfen nicht verkneifen können, also ein schlechtes Beispiel geben, und der Staat mit der Tabaksteuer wie z. B. die BRD 1977 über 10 Milliarden Mark kassiert, wogegen er dann jährlich 15 bis 20 Milliarden für die Opfer des Tabaks, nämlich die an Krebs erkrankten Raucher, für Behandlung und Invalidität ausgeben muß.

Die Raucher unterliegen willenlos dem Zwang, den Ausspruch SENECAs in die Tat umzusetzen: „Der Mensch stirbt nicht, der Mensch bringt sich um."

## Mit Karzinogenen verseuchtes Wasser

Nicht nur die krebserzeugenden Kohlenwasserstoffe wie DDT, PVC usw., Chloroform, Bromoform, Anilinrückstände, Trihalomethan, Desinfektions- und Entkeimungsmittel verseuchen unsere Flüsse, unser Grundwasser, sondern vor allem die Hochflut krebserregender Detergentien und Waschmittel wird in kurzer Zeit alles Wasser ungenießbar machen. Dann wird für Pflanzen, Tiere und Menschen ein Leben auf dieser verseuchten Erde nicht mehr möglich sein. Die Trinkwasserkonzentration an Cadmium übersteigt heute schon die höchstzulässige Menge um das Hundertfache.

## Geopathogene Strahlen als Krebsursache

A. HAVILAND hatte bereits vor hundert Jahren in England festgestellt, daß über Kalk- und Kreidegebieten eine niedrige, über tiefliegenden Gebieten mit Ton dagegen eine hohe Krebssterblichkeit besteht. A. JACKSON und L. WATT (1889), A. BRAND (1902) kamen zu demselben Ergebnis. ROBINET (1930/34) wies in Frankreich die größte Krebshäufigkeit auf magnesiumarmen Böden nach, HAGER hat dann 1930/31 in Stettin den Zusammenhang zwischen Krebserkrankung und geopathischer Reizzone — der Begriff wurde von dem Geologen Geheimrat WALTER geprägt — nachgewiesen. RAMBEAU stellte in Frankreich mit Hilfe eines gekoppelten Wellensenders fest, daß alle Krebsfälle auf einem geologisch gestörten Gebiet, d. h. über Verwerfungen, lagen. Freiherr v. POHL hat dann 1932 in Vilsbiburg den Beweis erbringen können, daß ca. 50 amtlich registrierte Krebsfälle auf geopathischen Zonen lagen, d. h. auf den im Stadtplan eingezeichneten Reizstreifen. J. C. DIEHL und S. W. TROMP haben dann 1954 ein umfangreiches Beweismaterial über die geographische und geologische Häufigkeitsverteilung der Krebssterblichkeit in Holland vorgelegt.

Nach E. HARTMANN (1967), dem wir samt seinem Arbeitskreis die fundamentalen Grundlagen und Beweise für die geopathogenen Eigenschaften des sogenannten „Krebspunktes" verdanken, bilden sich geopathogene Reizzonen über Wasserläufen und Schichtverwerfungen, sie weisen keine einheitliche strahlungs- oder schwingungsaussendende Fläche, sondern eine netzförmige Struktur auf, rechtwinklig zu dem über dem Grundwasserverlauf verlaufenden Querstreifen. Die Abstände der Reizstreifen schwanken zwischen 30 bis 200 cm. Der geopathische Reiz pflanzt sich senkrecht nach oben selbst bis ins Dachgeschoß mehrstöckiger Häuser fort.

Die von dem *geopathogenen Agens bewirkte karzinogene Entgleisung des Zellstoffwechsels* wird verursacht:

1. *durch eine veränderte gebremste Neutronenstrahlung,*
gemessen durch COWDY (1939) mit Hilfe von zwei Fadenelektrometern. Nach BÜRKLIN wird die aus der Erde kommende Strahlung durch fließendes Wasser gebremst und dadurch nachweisbar. Sie schädigt Gewebe und Erbmasse.

2. *niederfrequente Impulse,* d. h. Kippschwingungen zwischen 1 bis 15 Hz und 10 bis 120 Volt, die beim Menschen Entzündungen, Krämpfe und bei Mäusen Krebs erzeugen.

3. *gebündelte hochfrequente Strahlung,*
die das kolloidale Gefüge, den Aufbau der Zelleiweiße und die Mitochondrien beeinflussen.

4. *eine veränderte Ionisation,*
nach COWDY vermehrter radioaktiver Strahlung. Strahlungsquanten zerschlagen durch den Ionisierungsprozeß die Zelleiweiße, die in Aminosäuren zerfallen, was SEEGER 1938 in der Krebszelle histochemisch nachweisen konnte, ferner Zerfall der Eiweiß-Elektrolyt-Komplexe, z. B. Abnahme des komplexen und kolloidalen Calciums bei Zunahme des ionisierten, also gelösten Calciums.

5. *veränderte magnetische Impulse* bewirken eine Senkung des Blut-pH-Wertes, eine Verschiebung in Richtung Alkalose, die SEEGER bereits 1937 mit Hilfe von Indikator-Vitalfarbstoffen in der Krebszelle nachwies. Die Veränderung des Kolloidzustandes der Zellmembranen und die daraus resultierende Permeabilitätsänderung wurde von SEEGER 1938 histochemisch bewiesen. Außerdem konnte SEEGER 1937 nachweisen, daß die Krebszelle gegenüber der Normalzelle stärker negativ geladen ist. Das dauernde Bombardement mit negativer Strahlung über einem geopathogenen Kreuzungspunkt bewirkt eine Negativierung der Zellen und somit nach dem Motto: „Steter Tropfen höhlt den Stein" nach jahrelanger Einwirkung eine krebsige Entartung von Zellen.

Der Autor konnte in den 60er Jahren feststellen, daß alle an Krebs verstorbenen Patienten jahrelang über geopathogenen Kreuzungspunkten gelegen hatten. Dr. J. KOPP in Ebikon konnte sogenannte Krebshäuser ausfindig machen, in denen Generationen an Krebs starben.

Dazu ein Beispiel aus eigener Praxis: 80jähriger Patient mit Prostata-Carcinom, ein Jahr lang mit Katheter gelegen, dann operiert, hatte etwa 20 Jahre über einem Kreuzungspunkt geschlafen. Nach Verstellen des Bettes lebte der Patient noch sechs Jahre, andere Fälle, die weiter über Kreuzungen lagen, starben nach kurzer Zeit.

Man muß E. HARTMANN (1967) beipflichten, wenn er sagt: „Wenn ich daran denke, wie vielen Krebspatienten allein durch Schlafplatzwechsel die Beschwerden gelindert werden können, wie viele Rezidive nicht auftreten, wie viele Metastasen ausbleiben würden und wie vielen man das Leben verlängern könnte, dann bin ich erschüttert, daß man die von uns empfohlene nichts kostende Maßnahme mißachtet, belächelt und verspottet. Daß durch Vermeidung der spezifischen Krebspunkte die meisten Krebsleiden nicht mehr entstehen würden, ist eine Behauptung, die ich und meine Freunde weiterhin aufrechterhalten."

# Radioaktive Luftverpestung und radioaktiver Niederschlag (Fall out) in Luft und Boden

Die Gefährlichkeit der radioaktiven Strahlung aus Atombombentests und Reaktoren ist seit Hiroshima und Harrisburg durch die Massenmedien weltweit bekannt geworden, so daß sich eine Spezifizierung erübrigt. Die Hiroshima-Tragödie ist noch nicht vergessen, als 1955 in der Wüste von Nevada kurz nach elf amerikanischen Atombombentests ein Film gedreht wurde. Von den 150 Filmleuten, die den Film gedreht hatten, starben später 91 an Krebs. Nach atomarer Testexplosion auf dem Bikini-Atoll starben noch 1980 2000 Eingeborene an Schilddrüsenkrebs und Leukämie. Das Krebsrisiko in der Nähe von Atomkraftwerken, z. B. Harrisburg, ist nicht zu leugnen, ebenso in der Nähe von Brunsbüttel. Von letzterem Atomkraftwerk werden stündlich 400 000 Kubikmeter Luft ausgeströmt, die hochradioaktiv verseucht ist, das Kühlwasser ist ebenfalls radioaktiv verseucht.

Die Sofortwirkung der Strahlenkrankheit beruht nach PAULY auf einer irreversiblen Schädigung lebenswichtiger Fermentsysteme, und zwar schwefelhaltiger Fermente, welche an der Synthese der Desoxyribonucleinsäure beteiligt sind. Ausführliche Darstellung in P. G. SEEGER: Krebs — Problem ohne Ausweg? Seite 114 folg.

Krebs und Rheuma, die Volksseuchen, sind kleine Fische verglichen mit der atomaren Verseuchung, deren Schäden auf uns zukommen und den Bestand der gesamten Menschheit gefährden. Die verheerenden Folgen durch den atomaren Wahnsinn für die Menschheit sind nicht im entferntesten auszudenken.

Die Endprodukte der Kernspaltung in den Reaktoren lagern sich in allen Organen ab (ANGERER):
Von den *Betastrahlern* lagert sich das *Jod 131,* Halbwertzeit acht Tage, in der Schilddrüse ab. Die *Folge* ist *Schilddrüsenkrebs.* Das *Strontium 90,* Halbwertzeit 28 Tage, besitzt eine Affinität zu Knochen und Knochenmark. Die *Folgeerscheinungen* sind *Leukämien* und *Osteoporose.* Das *Cäsium* mit einer Halbwertzeit von 33 Jahren verursacht Kollagenschwund im Bindegewebe, Muskelschwund und Ödeme sowie Myelinabbau in den Nerven. Der *Alphastrahler Plutonium 239* mit einer Halbwertzeit von 24 400 Jahren

jedoch ist das heimtückischste und teuflischste Endprodukt, das erst von Menschenhand durch die Uranspaltung geschaffen wurde. Es schädigt die DNS-Moleküle, die Gene, führt zu Genmutationen und zum Krebs. Durch die Veränderung an der DNS, welche den Bestand der Individuen garantiert, werden die Erbinformationen verändert, das Drüsensystem wird geschädigt, die gesamte körpereigene Abwehr, d. h. das Immunsystem, wird außer Gefecht gesetzt.

Nach ANGERER werden in der Initialphase der nuklearen Verseuchung vor allem die Zellmembranen betroffen, aber nicht nur diese, muß hinzugefügt werden, sondern vor allem die Mitochondrienmembranen. Es zeigt sich also hier eine Parallele zu den im Vergleich mit den Nuklearnoxen „harmlosen" Karzinogenen, welche nach den Forschungen von P. G. SEEGER 1937/38 zuerst die Zellmembranen durch Herauslösung der Phosphatide (= phosphorhaltige Fettkörper) strukturell schädigen und im weiteren Verlauf auch die inneren Mitochondrienmembranen zerstören, indem das Bauelement Cardiolipin herausgelöst wird, wodurch die Cristae (= Leisten, welche wie ein Fadenknäuel das Innere der Mitochondrien durchziehen), an denen die Zytochrome der Atmungskette fest verankert sind, strukturell aufgelöst und die Zytochrome herausgelöst werden.

Im Stoffwechsel jeder Zelle entsteht bei der Oxydation der Aminosäuren durch Oxydasen, nämlich Flavinproteine, Wasserstoffsuperoxyd = $H_2O_2$, ebenso bildet sich bei Röntgen- oder radioaktiver Bestrahlung in den Zellen $H_2O_2$, welches ein starkes Protoplasmagift ist und normalerweise schnell durch das Enzym *Katalase* unschädlich gemacht wird, welches $2 H_2O_2$ in $H_2O + O_2$ spaltet.

Wie nun SEEGER 1938 mit vier histochemischen Reaktionen nachweisen konnte, fehlt das Enzym Katalase in der Krebszelle ebenso wie in der bestrahlten Zelle vollständig, weil es sowohl durch Krebsgifte als auch durch Strahlen zerstört wird. Die Katalase ist außerordentlich strahlenempfindlich, lediglich ein Supergehalt an Katalase ließ die Algen nach den Atombombentests auf dem Bikini-Atoll überleben.

Höchst zweifelhaft dürfte es dagegen sein, ob gegen das teuflischste aller Gifte, zu dessen Erzeugung der Mensch in den letzten 30 Jahren fähig war, das *Plutonium 239*, von dem bereits 1 mg einen Menschen tötet — und nach ANGERER erzeugt jeder Atomreaktor jährlich 200 bis 250 kg Plutonium — jemals ein „Kraut" gefunden werden wird.

Vom Irrsinn einiger Fanatiker angestachelt, dürfte die Auslöschung alles Lebendigen auf diesem Planeten nicht mehr in ferner Zukunft liegen.

Hatte das vor mehr als 150 Jahren nicht schon GOETHE geahnt, als er im Faust sagte: „Ein wenig besser würd' er leben, hättst Du ihm nicht den Schein des Himmelslichts gegeben, er nennt's Vernunft und braucht's allein, um tierischer als jedes Tier zu sein."

## Die strukturzerstörende Wirkung der Röntgenstrahlen

Einen gleichen Wirkungsmechanismus wie die radioaktiven Strahlen besitzen auch die Röntgenstrahlen. Prof. Dr. G. SCHWARZ in Berlin wies bereits 1903 nach, daß durch Röntgen- und radioaktive Strahlen die Lecithine in den Zell- und Erythrozytenmembranen (Blutkörperchenmembranen) zerstört werden.
WENDT konnte 1961 nach Bestrahlung mit 600 r eine Vakuolisierung und Zerstörung der Mitochondrien, WOHLFAHRT und Mitarbeiter vermochten 1961 schon bei Toleranzdosen ein Zerbröckeln der Mitochondrien und eine Störung der Fettsäureoxydation festzustellen.
Verwerflich und schädigend ist auch die Röntgenbestrahlung von Lebensmitteln zwecks Haltbarmachung, weil dadurch die Lebensmittel denaturiert werden und möglicherweise krebserregende Stoffe entstehen.

## Die teuflische Erfindung der Spraydosen

Die Treibgase alias Fluorkohlenwasserstoffe der Spraydosen, die Abgase von Düsenklippern und die $N_2O$-Freisetzung aus der Stickstoffdüngung dezimieren die Ozonschicht an der Stratosphäre, welche das UV-Licht der Sonne ausfiltert.
Die Intensivierung der UV-Strahlung auf der Erde schädigt alle Lebewesen, genauso ist ein übermäßiges Sonnenbaden ein Krebsrisiko, was von A. H. ROFFO beweiskräftig untermauert wurde.

Das *Fazit aus der schädlichen Wirkung der* hier in aphoristischer Kürze beschriebenen *Chemikalienflut* hat Guy NEWELL in die Worte gefaßt: *„Es ist unvermeidbar, daß mit der Chemikalienflut ein Anstieg der Krebsrate beim Menschen einhergeht."*

„Das Dogma der Karzinogenese
ist die Irreversibilität der Wirkung."
Rudolf PREUSSMANN

## Der Wirkungsmechanismus der vorstehend beschriebenen Karzinogenflut auf das Gefüge gesunder Zellen

Wenn von den Hekatomben von Krebsgiften in Nahrung — 70 % gelangen mit der Nahrung in die Organismen — Wasser und Luft täglich nur ganz geringe Mengen auf alle Menschen, vom Säugling bis zum Greis einwirken, so summiert sich die Wirkung in Jahren doch beträchtlich. Weil die Mehrzahl der krebserregenden Stoffe fettlöslich ist und eine Affinität zu den Fetten hat, attackieren die Karzinogene in der Initialphase zuerst die Membranen von Zellen, da diese aus einer Verbindung von Fetten, und zwar Phosphorlipoiden vom Typ Lecithin und Eiweißen bestehen, welche schachbrettartig (weiße Felder = Phosphatide, schwarze Felder = Eiweiße) angeordnet die Zellmembranen bilden.

## Wie entsteht aus einer Normalzelle eine Krebszelle?

Bereits 1938 konnte SEEGER in der Abt. f. Zell- und Virusforschung des Instituts Robert Koch, Berlin, mit Hilfe von vier histochemischen Methoden nachweisen, daß in der Initialphase der Verkrebsung einer Zelle die Phosphatide vom Typ Lecithin durch die fettlöslich krebserregenden Stoffe oder Karzinogene herausgelöst werden und sich das sogenannte *Malignolipoid* (eine chemische Bindung von Fett [Phosphatiden] und Krebsgift) bildet, welches 1959 von dem Japaner KOSAKI und seinen Mitarbeitern chemisch identifiziert werden konnte.

Durch diese Herauslösung werden die Eiweiße ihrer Schutzhülle beraubt, denaturiert und es entsteht eine zu 20 % aus Lipoiden und 80 % Polypeptiden bestehende Substanz, das *Toxohormon*.

Beide Substanzen, das Malignolipoid und das Toxohormon sind die eigentlichen Krebsgifte, welche außerordentlich stark das Tumorwachstum und die Eiweißsynthese aktivieren, die Entwicklung der Abwehrzellen, wie Lymphozyten, Plasmazellen und Mastzellen hemmen, also das retikulolymphoide System schädigen, das wichtige Ferment Katalase, welches das Auftreten des Protoplasmagiftes Wasserstoffsuperoxyd (z. B. bei Röntgen- und radioaktiver Bestrahlung) verhindert, inhibieren und die Metastasenbildung fördern. SEEGER konnte bereits 1937 durch Bebrütung normaler Zellen mit Tumorascitesüberstand, welcher das Malignolipoid enthält, diese so behandelten normalen Zellen innerhalb von 12 Tagen in typische Krebszellen umwandeln.

In der zweiten Phase der Verkrebsung wird durch die lipoidaffinen Karzinogene die innere Mitochondrienmembran attackiert, der Fettstoff Cardiolipin aus den Strukturen herausgelöst, dadurch werden die Strukturen der Cristae oder Lamellen, an denen die Atmungsfermente ergo Zytochrome fest verankert sind, aufgelöst und zerstört, die Zytochrome werden aus ihrer Verankerung gerissen und die gesamte Atmungskette wird außer Funktion gesetzt.

Wie SEEGER 1938 mit Hilfe von sechs histochemischen Methoden nachweisen konnte, wird vor allem das wichtigste Ferment der Atmungskette, das Zytochrom $a/a_3$ oder die Zytochromoxydase, welche allein befähigt ist, den von den Blutkörperchen herantransportierten Sauerstoff auf den Wasserstoff des Nahrungssubstrats zu übertragen, der via Ubichinonferment in der inneren Mitochondrienmembran dann über NAD des Matrixraumes als aktivierter Wasserstoff ($H^+$) die Atmungskette durchlaufen hat, geschädigt und zerstört. Dadurch ist keine „Verbrennung" des Wasserstoffes des Nahrungssubstrates zwecks Energie- und Wärmebildung mehr möglich und die Zelle wird gezwungen, auf den relikten Mechanismus der Gärung oder Glykolyse umzuschalten, bei dem nur noch der achtundzwanzigste Teil an Energie gewonnen wird, dafür aber infolge mangelnder Endverbrennung des Wasserstoffs (zu Kohlensäure und Wasser) nunmehr Baustoffe anfallen, welche die Zellteilung induzieren, dadurch eine Zellvermehrung und Wucherung und schließlich ein Geschwulstwachstum bewirken.

Diese im März 1938 publizierte, experimentell begründete Erkenntnis von SEEGER der Verkrebsung von Zellen wurde im November 1938 von dem Nobelpreisträger Prof. Dr. v. EULER in Stockholm bestätigt, als er im Jensensarkom nur noch 1/20 der Zytochromoxydasemenge nachweisen konnte, welche der gesunde Herzmuskel enthält. 1979 bestätigte der Wiener Biochemiker Prof. Dr. Dr. WASHÜTTL ebenfalls die Seegerschen Befunde.

Mit der von SEEGER 1938 nachgewiesenen Zerstörung der Zytochromoxydase, die allein als Vehiculum movens der Sauerstoffübertragung zu fungieren vermag und der dadurch verursachten Blockade der Atmungskette, woraus eine *Sauerstoffutilisationsstörung* in der Zelle resultiert, wurde das Problem der Krebsentstehung im März 1938 von SEEGER im Institut Robert Koch gelöst und durch den Nobelpreisträger Prof. v. EULER ein halbes Jahr später bestätigt.

Diese phänomenale Erkenntnis der initialen Ursache der Verkrebsung von Zellen konnte nun 1957 exakt von SEEGER und SCHACHT in der Charité fundamentiert werden, als es ihnen gelang, normale Mammaepithelzellen der Maus, welche die Ausgangszellen für das Mammakarzinom bzw. das intraperitoneal wachsende Ehrlichsche Ascitesкарzinom sind, nach 8- bis 12stündiger Bebrütung mit krebserzeugenden Stoffen, d. h. durch Blockade der Atmungskette, diese *normalen Zellen*, welche der Karzinogenwirkung ausgesetzt waren, nach intraperitonealer Verimpfung innerhalb von 12 Tagen einwandfrei in typische Krebszellen, sogar Siegelringzellen, umzuwandeln.

Damit war im Sinne von Robert KOCH der Beweisring geschlossen, daß gemäß der experimentellen Erkenntnisse von SEEGER (1938) die Ursache der Krebsentstehung in einer durch krebserregende Chemikalien verursachten Inaktivierung und Zerstörung der Atmungskette, speziell des wichtigsten Fermentes Zytochromoxydase, gesehen werden muß.

Diese durch Fermentinaktivierung und -zerstörung verursachte *Sauerstoffutilisationsstörung* bzw. Sauerstoffutilisationsblockade hat nun weiter zur

Folge, daß der Wasserstoff bei der Triose (Phase des Zuckerabbaus) nicht mehr entzogen und „verbrannt" werden kann, sondern direkt auf die Brenztraubensäure übertragen, diese zu D(-)Linksmilchsäure reduziert, die schnell mit dem Harn eliminiert wird.

## Stoffwechselentgleisungen der Krebszelle als Folge der Sauerstoffutilisationsstörung

Schon im Jahre 1937 hatte SEEGER in Krebszellen eine Verschiebung der bioelektrischen Verhältnisse, d. h. daß „die an das Feinmosaik gebundenen Stoffwechsel- bzw. fermentativen Prozesse irreversibel geschädigt werden" nachgewiesen und daß die Krebszelle um so negativer geladen ist, je virulenter sie ist, gegenüber der Normalzelle mithin einen Elektronenüberschuß aufweist. C. D. CONE jr. berichtete 1970 auf dem 12. Kongreß der USA-Krebsgesellschaft, daß „die permanente Depolarisation von Tumorzellen eine anhaltende Proliferation, d. h. Wucherung, bewirke und die Ursache des verminderten Membranpotentials bei bösartig wuchernden Zellen auf eine grundlegende funktionelle Alteration der molekularen Struktur und Spezifität der Zelloberfläche, d. h. des stereochemischen Zusammenbaus der Zelloberflächenpolymere, zurückzuführen sei. Er bestätigt damit vollkommen die 33 Jahre zuvor von P. G. SEEGER experimentell gewonnenen Erkenntnisse.

## Veränderungen im Mineralstoffgehalt bei Krebszellen

1936/37 hatte P. G. SEEGER im Institut Robert Koch bei vitalfärberischen Untersuchungen an Ehrlich-Asciteskarzinomzellen der Maus vergleichsweise feststellen können, daß normal atmende Zellen (= Mammaepithelzellen, welche die Ausgangszellen für Asciteskarzinomzellen sind) *basische, im biologischen Milieu elektronegativ geladene* und *zu den positiven Orten (Zellanoden) wandernde Vitalfarbstoffe* in Granulaform zu akkumulieren vermögen. Genauso wie die basischen Vitalfarbstoffe wandern auch Kalium, Zucker, Glykogen, Phosphatide usw., d. h. die „Gewebesalze" der Kaliumgruppe zu den positiven Orten.

Im Zuge der krebsigen Entartung, d. h. der Depolarisation, geht den Zellen das Vermögen der Akkumulation basischer, elektronegativ geladener Vitalfarbstoffe verloren, *dafür nimmt parallel dazu die Färbbarkeit mit sauren, elektropositiv geladenen, kathodisch wandernden Vitalfarbstoffen* zu, das spricht dafür, daß die Zelle im Zuge der Verkrebsung ihr positives elektrisches Potential verliert und die Negativität zunimmt.

Da die Aufrechterhaltung eines bestimmten bioelektrischen Potentials allein durch die Oxydationsprozesse in den Mitochondrien, d. h. die „Verbrennung" des Wasserstoffes durch eine intakte Atmungskette gewährleistet wird, schloß SEEGER bereits 1937 daraus auf eine Zellatmungsstörung in den Krebszellen, die er 1938 durch den histochemischen Nachweis der Zerstörung der Zytochromoxydase bzw. der Zytochrome zu beweisen vermochte.

Als Folgeerscheinung dieses Potentialsturzes bzw. der fortschreitenden Strukturzerstörung in den verkrebsenden Zellen konnte SEEGER dann 1939/40 mit 27 verschiedenen histochemischen Methoden die prarallel zur krebsigen Entartung stattfindende Auswanderung des Kaliums, des Calciums und des Magnesiums bei gleichzeitigem mit 9 Reaktionen nachgewiesenem Eindringen des Säftesalzes Natrium nachweisen.

Diese Erkenntnisse wurden später von etwa 20 Autoren (Exerpta medica cancer 1950—60) glänzend bestätigt. Eines der hervorstechendsten Merkmale der Krebszelle ist die Alkalose. Im Verlauf der krebsigen Entartung pendelt nämlich der pH-Wert von 6,2 bis 6,5 bei der normalen Vergleichszelle über 7,2 und 7,8 bis 8,0 und weiter ins stark Alkalische. Die Gewebesalze K, Ca und Mg sind dementsprechend im Krebsblut vermehrt und bilden ein wertvolles Indiz für Krebs bei der Spektralanalyse des Blutes (Fa. Bayer Söhne, Stuttgart).

## Die Krebstheorie von F. A. POPP

F. A. POPP legte kürzlich (1982) eine Arbeit zur Theorie der Krebsentstehung vor. Nachdem er vor mehreren Jahren die Erkenntnisse von SEEGER, daß eine Krebszelle sich von einer Normalzelle in wesentlichen Punkten z. B. vitalfärberisch, histochemisch erwiesene Zerstörung der Atmungsfermente etc. unterscheidet, negiert hatte, gibt er heute biochemisch faßbare Besonderheiten zu.

Analog der Kristallisation macht er eine Störung der Kohärenz des Zellverbandes für das proliferative Wachstum verantwortlich. Lange vor W. S. BULLOUGH (1962), daß die wachstumshemmenden Chalone (= spezifische Glykoproteine) über Interzellularbrücken im Verband der Zellen wirken, hatte SEEGER 1938 biochemisch eine durch Karzinogene verursachte Membrandeletation (Herauslösung der Phosphatide und Bildung des Malignolipoids) und dadurch biochemisch bedingte Zerstörung der Interzellularbrücken und somit Störung der Kohärenz des Zellverbandes nachgewiesen. Erst dadurch ist eine separate Wachstumstendenz gegeben. Eine durch Verbesserung der gestörten Kohärenz mit Hilfe von Lektinen, vor allem aber eine durch Anthozym-Petrasch (vgl. die Versuche von Nora PRIEMER in Arlesheim) bewirkte *Kumulierung der Krebszellen* verhindert das Weiterwuchern. Leider geht F. A. POPP auf meine Befunde bzw. die daraus abzuleitenden Erkenntnisse nicht ein, vielleicht wegen der bestehenden Diskrepanz der Unterschiede Normalzelle—Krebszelle.

Die Irreversibilität der malignen Transformation wurde schon 1937 von SEEGER ad absurdum geführt, als er Krebszellen in einer Sauerstoffatmosphäre von 5 atü normalisieren konnte (Kriterium Vitalfärbung).

Was die Beziehung zwischen Zellwachstum und DNA-Funktion im Kern anbetrifft, so haben ILLMENSEE, MINZ und HOPPE (1975/77) nachzuweisen vermocht, daß der Ersatz eines befruchteten Zellkernes eines normalen Mäuseeies durch den Zellkern einer Teratom-Karzinom-Zelle eine völlig gesunde und krebsfreie Maus hervorbringt, auch die Nachkommen waren krebsfrei. Das Experiment führten sie 93mal mit demselben Erfolg durch. Damit ist außer Frage bewiesen, daß die DNA des Zellkernes keinen Einfluß auf die Verkrebsung einer Zelle hat, sondern daß sich das Krebskarussell um die Mitochondrien und Mikrosomen dreht.

# Die Latenzzeit bis zur möglichen Erfassung einer bösartigen Geschwulst

Die krebsige Entartung einer normalen Epithelzelle, gleich welchen Ogans, ist *nur* durch die karzinogenetische Zerstörung der Zytochromoxydase oder das Zytochrom $a/a_3$ und der Zytochrome b, $c_1$ und c und die daraus resultierende Umschaltung auf die Gärung möglich.

Die Entstehung eines Tumors aus einer Zelle verläuft in geometrischer Reihe mit dem Faktor 2, also 2, 4, 8, 16 usw. Für die Entstehung eines Spontantumors ist eine Verdoppelung, d. h. ein exponentielles Wachstum bis zu 600 Tagen notwendig (KROKOWSKI). Bei der 10. Verdopplung sind bereits 1024 Krebszellen, bei der 30. eine Milliarde entstanden. Bei dieser Verdopplung, also bei einer Milliarde Krebszellen, hat der Tumor einen Durchmesser von 0,8 cm, ist also röntgenologisch überhaupt noch nicht feststellbar, hat jedoch nach WRBA die Abwehr bereits überrundet und die Prognose ist infaust.
GERSTENBERG fand, daß 30 Reduplikationen, d. h. 130 x 30 = 3 990 Tage, mithin 11 Jahre erforderlich sind, ehe ein Tumor von einem Zentimeter Durchmesser entsteht. Das Wachstum einer bösartigen Geschwulst spielt sich mithin 11 Jahre im Verborgenen ab, bis sie 0,8 bis 1,0 cm Durchmesser hat, und erst nach einem weiteren dreiviertel Jahr hat der Tumor einen Durchmesser von 10 cm erreicht und ist als „Krebsgeschwulst" erfaßbar. Im ganzen vergehen also fast 12 Jahre, ehe aus einer Zelle eine diagnostizierbare bösartige Geschwulst entsteht. Zwei Drittel des Tumorwachstums spielen sich dabei im Verborgenen ab, und erst das letzte Drittel tritt klinisch in Erscheinung.
Was soll also die marktschreierische Behauptung in den Massenmedien: „Geht frühzeitig zur Vorsorgeuntersuchung und Ihr werdet geheilt."
Beim Mäusekarzinom sind nach SEEGER (HAAGEN und SEEGER 1938) zum Angehen eines soliden Mammakarzinoms 3 600 Tumorasciteszellen bei Zimmertemperatur erforderlich, der Exitus erfolgt nach 20 bis 30 Tagen. Die Verdopplungszeit beträgt 36 Stunden. Bei intraperitonealer Verimpfung von 15 Millionen Tumorasciteszellen wie in unseren Versuchen entwickeln sich innerhalb 12 Tagen eine Milliarde Krebszellen, die Verdopplungszeit beträgt also 48 Stunden.
Menschliche Hela-Zellen (von der lange verstorbenen Amerikanerin Helen KELLER stammend, also von potentieller Unsterblichkeit), haben eine Verdopplungszeit von 22 Stunden und vermehren sich etwa in 28 Tagen auf eine Milliarde Zellen.
Während bei menschlichen Karzinomen die Prognose bei 60facher Virulenz = 1 Milliarde Zellen bereits infaust ist, ist dies nach SEEGER und SCHACHT beim Mammakarzinom der Maus schon bei der 15fachen Virulenz, d. h. 225 Millionen Tumorzellen der Fall.

*Aus diesen Erkenntnissen geht die ungeheuer wichtige Bedeutung einer wirklichen und exakten Frühdiagnose des Krebses hervor.*

## Methoden der Früherfassung latenter Krebse

Eine wirklich exakte Früherfassung der „latenten" Krebse ist heute mit Hilfe verläßlicher Methoden möglich.

1. *Die Carcinochrom-Reaktion (CCR) nach Dr. GUTSCHMIDT*

Sie basiert eigentlich auf der Entdeckung von SEEGER (1938), daß die Krebszelle pathogene Eiweiße ausscheidet, welche die Diazoreaktion geben. Während meiner Forschungstätigkeit in der Abt. f. Zell- und Virusforschung des Instituts Robert Koch, Berlin, von 1936 bis 1940 spürte Dr. GUTSCHMIDT, ohne daß ich davon wußte, diesen mit dem Harn ausgeschiedenen, Diazo positiven, pathogenen Eiweißen nach. Seitdem die Extinktion fotometrisch genau bestimmt werden kann, läßt diese Reaktion an Exaktheit nichts zu wünschen übrig und bringt in mehr als 92 % der Fälle verläßliche Resultate.

2. *Die Dreifach-Reaktion nach Prof. NEUNHOEFFER*

a) auf Hydroxylamin, das im krebskranken Organismus vermehrt auftritt,
b) die CCR-Reaktion,
c) die Reaktion auf Rhodanase.

3. *Die Wittingsche Reaktion*

Sie beruht darauf, daß das Serum mit Elaidinsäure vorbehandelt, in Verdünnungsreihen angesetzt und dann die Globuline mit Phosphormolybdän-Natrium ausgesalzt werden. Die Reaktion ermöglicht eine wirkliche serologische Frühdiagnose. Ein negativer Ausfall spricht mit hundertprozentiger Sicherheit *gegen* einen malignen Prozeß.

4. Die *Spektralanalyse des Blutes,*
die im spektralanalytischen Labor Bayer & Söhne, Stuttgart, durchgeführt wird und die Abweichungen im Mineralstoffgehalt des Serums widerspie-

gelt, wie vordem erläutert wurde. Beim Krebskranken sind in Analogie zu den histochemischen Befunden von SEEGER (1938—42) die $K^+$-, $Ca^{++}$-, $Mg^{++}$-, $Fe^{++}$- und $Al^{+++}$-Ionen im Blut vermehrt.

5. Die *Testung mit dem Bio-Ionostat* nach Dr. v. KAPFF-LAUTENSCHLÄGER

Mit dieser z. Z. exaktesten Methode der Früherkennung eines malignen Geschehens kann bestimmt werden:

a) der pH-Wert, d. h. die Wasserstoffionenkonzentration des Blutes, die beim Krebskranken stark alkalisch ist,

b) der rh-Wert, d. h. der im Krebsblut vermehrte Sauerstoffgehalt, weil nach SEEGER 1938 der Sauerstoff im krebskranken Organismus infolge Zerstörung des sauerstoffübertragenden Enzyms Zytochromoxydase *nicht utilisiert werden kann.*
Bereits 1925 hatten die späteren Nobelpreisträger C. und F. CORI nachgewiesen, daß das Blut einer von einer Geschwulst ableitenden Vene mehr Sauerstoff enthält, als das Blut einer Vene des gesunden Beines, ohne jedoch dafür eine Erklärung zu finden. O. WARBURG dagegen hat bis zu seinem Tode hartnäckig die irrige Ansicht verfochten, daß Sauerstoffmangel die Ursache des Krebses sei, es ist jedoch gerade *zuviel nicht utilisierbarer Sauerstoff vorhanden.*

c) der *rho-Wert*, d. h. die vermehrte Mineralisation im Krebsblut, d. h. die Vermehrung an $K^+$-, $Ca^{++}$-, $Mg^{++}$- und $Fe^{++}$-Ionen im Blut, deren Auswanderung aus den Krebszellen nach SEEGER 1940 durch die Depolarisation bedingt ist.

Der Bio-Ionostat gibt die Abweichungen beim Krebs mit beispielloser Exaktheit wieder und vermag auch die Wirksamkeit einer biologischen Therapie exakt zu belegen.

## Die bioelektronische Funktions-Diagnostik (BFD)

Die BFD, von VOLL inauguriert, von W. GORENFLOS, C. EICKHORN, P. MASCHKE und H. VILL ausgebaut, ermöglicht mit Hilfe der

VOLLschen Apparatur, des Terratest von JAHNKE und anderer Apparaturen, die Änderung der Grenzflächenaktivität der molekularen Struktur des peripheren und interstitiellen Raumes zu messen und damit Herde aufzuspüren, die pathologische Fernwirkungen auslösen und als Promotoren des Krebses angesehen werden müssen.

Hoher Zeigerausschlag von 40 bis 50 Skalenteilen zeigt an, daß sich das zugehörige Organ im Zustande einer aktiven humoralen Immunreaktion befindet, ein Abfall des Zeigerausschlages beweist, daß sich die Strukturen dem Gelzustand nähern, ein hochgradiger Zeigerabfall weist auf Krebs hin. In der täglichen Praxis können nach C. EICKHORN (1976) 85 % aller menschlichen Krebse ursächlich nicht geklärt werden, so daß man annehmen muß, daß beim Menschen auch bisher unbekannte endogene Ursachen zur Krebsbildung vorliegen, die im Tierversuch nicht reproduzierbar sind, d. h. daß beim Menschen, der krebskrank ist, ein krebserzeugendes Prinzip wirksam wird.

Bei mesenchymaler Immunblockade entwickeln sich nach PERGER in 31,6 % der Fälle Karzinome, weiter multiple Sklerose, kavernöse Tuberkulose und andere Erschöpfungskrankheiten. KRÜGER (1973) beschrieb 100 Fälle, wo bei Immunblockade wegen Organtransplantation die dreizehnfache Anzahl von Malignomen als bei gleichartigen Patienten auftrat.

Umwelttoxine blockieren harmlose Infektionen der Tonsillen immunologisch und machen sie therapieresistent.

*Wenn es gelingt, die pathogenen Antigene aus den polaren Gruppen der Eiweiße loszutrennen, zu eliminieren und so das Mesenchym zu entgiften, könnte nach SEEGER (1974) der durch permanente Irritation seitens der Gifte verursachte Prozeß der krebsigen Entartung von Zellen reversibel beeinflußt werden.*

Daß dies möglich ist, zeigen die Erfolge mit Einzelnosoden.

## Nosoden-Behandlung als Voraussetzung für eine erfolgreiche Krebsbehandlung

*Nosoden* sind nach W. SPAICH (1959) Arzneimittel, deren Ausgangsstoffe vom kranken Menschen oder Tier gewonnen, nach homöopathischen Gesichtspunkten geprüft und potenziert werden.

Bei richtiger Anwendung der Einzelnosode tritt nach EICKHORN (1978)
1. das *Resonanzphänomen* auf, d. h. die richtige Einzelnosode löst einen zeitlich begrenzten allgemeinen Reaktionsprozeß im Gesamtorganismus aus, der bei bakteriellen Nosoden vier Tage, bei viralen zwei bis drei Tage, chemischen ca. einen Tag beträgt. Diese Phase kann durch rhythmusentsprechende Lymphmittel kontrolliert werden.
2. Nach *Ablauf der typischen Nosodenrefraktärzeit* können die genannten Reaktionen wiederholt werden. EICKHORN verwendet durchweg Nosoden in der Potenzierung $D_8/D_{10}/D_{12}$.

Nach Sanierung von 17 intensiv fokologisch untersuchten Malignomen von dreißigjähriger Dauer konnte EICKHORN regelmäßig einen spontanen Tumorzerfall registrieren, was beweist, daß nach Exkorporierung der krebsinduzierenden Gifte die körpereigene Abwehr durch Lymphozyten, Plasmazellen und Mastzellen, die durch diese Gifte blockiert war, wieder die Oberhand gewinnt und die Krebszellen unschädlich macht, somit zu einer Regression der Geschwulst führt.

## Die französische Ohrakupunktur nach W. Buchholz als diagnostische Methode

Wie im Samen der Pflanze bereits der Phänotypus Baum enthalten ist, findet sich in jeder Zelle die ganze Information für den Vielzellerstaat Mensch. Fast will es als ein Wunder erscheinen, daß die gesamten Organe des menschlichen Organismus, in bestimmte Punkte des Ohres projiziert, gewissermaßen den gesamten Organismus „en miniature" widerspiegeln. Nach BUCHHOLZ sind beim gesunden Organismus am Ohr keine meßbaren Punkte nachweisbar. Die Pathophysiologie des Ohres ist so beschaffen, daß ein erkranktes Organ mit dem Ohr korrespondiert und an eine bestimmte Stelle einen Punkt projiziert, der sich in seinem bioelektrischen Widerstand von seiner Umgebung deutlich unterscheidet.
Durch die Entdeckung der Hautwiderstandsmessung war es möglich, die Ohrpunkte elektronisch zu orten und ihre Größe, 0,1 bis 0,3 mm Durch-

messer, zu bestimmen. Der Ohrpunkt hat eine bestimmte Potentialdifferenz zu seiner Umgebung. Bei einem gesunden Menschen ist kein Punkt zu finden, nach Setzen einer Klammer am Daumen findet man nach ein paar Minuten einen entsprechenden Punkt am Ohr, desgleichen läßt sich ein meßbarer Magenpunkt feststellen, wenn bei einem Menschenaffen durch verdünnte Salzsäure ein peptisches Ulcus gesetzt wird. Die Methode ermöglicht auch das Austesten von Medikamenten.

Ein toxisches Störfeld gibt einen andauernden Reiz in ein anderes Gebiet, das dann andauernd gestört ist.

Therapeutisch bietet sich ein weites Feld von Möglichkeiten durch Akupunktur mit Goldnadeln (DNS-Punkte) und Silbernadeln (RNS-Punkte). Möglich ist die Austestung von Röntgenkontrastmitteln, Medikamenten, Organtransplantaten, Nahrungsmittelverträglichkeit, Antikonzeptiva, Herzerkrankungen. Bei Krebskranken können vor allem die Schmerzen, nicht aber das Leiden günstig beeinflußt werden.

Die pathophysiologischen Aspekte des Ohres bestätigen die experimentellen Befunde von SEEGER 1937/38, daß kranke Organe gegenüber gesunden eine stärkere Negativität besitzen, d. h. ein Absinken des bioelektrischen Potentials aufweisen. Das Ohr ist demnach ein vorzügliches diagnostisches Instrument. Es wird auf die empfehlenswerte Schrift von W. BUCHHOLZ hingewiesen.

# Die Reflexzonen-Diagnose und -Therapie am Fuß nach Hanne Marquardt

Wie beim Ohr ist auch in die Fußsohle der ganze Organismus projiziert. Aufbauend auf W. FITZGERALD hat H. MARQUARDT diese Methode mit bemerkenswerter Präzision vervollkommnet, so daß von dem 10-Zonen-Raster und den 3 horizontalen Körperzonen digital der gesamte Organismus mit seinen Organen erfaßt wird, krankhafte Befunde erhoben und therapeutisch durch eine exakt erlernbare Reflexzonenmassage Krankheiten gebessert werden können, was besonders für die Ausleitung von großer Bedeutung ist.

## Die Beziehung zwischen der Sauerstoffutilisationsstörung und der Wucherung von Krebszellen

In mehr als 100 000 Versuchen vermochten SEEGER und SCHACHT (1956—64) immer wieder elektrochemisch die durch Enzymdefekt (Blockade der Zytochromoxydase und Zytochrome) verursachte Zellatmungsstörung bei Krebszellen nachzuweisen. 1957 gelang ihnen die Entdeckung einer Gesetzmäßigkeit, in einer Versuchsreihe mit 100 Tieren, daß nämlich *die Vermehrungsquote, d. h. die Virulenz von Krebszellen, der Atmungsintensität der Zellen umgekehrt proportional ist.*

Mit anderen Worten: Durch Aktivierung der Zellatmung kann die Virulenz und damit die Wucherung oder Proliferation der Krebszellen gebremst werden, umgekehrt wird durch eine Blockierung der Zellatmung die Vermehrungsquote bzw. Proliferation der Krebszellen außerordentlich aktiviert.

Diese Erkenntnis, daß die Aktivierung der Zellatmung die Virulenz, d. h. die Vermehrungsquote von Krebszellen, senkt, führte (da nach der WIELANDSCHEN Theorie eine Wasserstoff-Akzeption einer Oxydation gleichzusetzen ist — und der Überhang an nicht verbrennbarem Wasserstoff in der Krebszelle beseitigt werden muß) zur Auffindung und Austestung hochwirksamer pflanzlicher Wasserstoffakzeptoren, um eine biologische Krebstherapie zu ermöglichen.

## Die aus vorstehenden experimentellen Erkenntnissen sich ergebenden Möglichkeiten einer biologischen Therapie der Krebskrankheit

Für eine wirksame Bekämpfung des Krebses stehen uns drei Wege zur Verfügung:

### 1. Die Geschwulstbremse Nr. I

Sie sieht vor, durch Wasserstoffakzeptoren einen Ersatzmechanismus für den zerstörten Mechanismus der „Wasserstoffverbrennung", nämlich die zerstörte Atmungskette, zu schaffen, um durch Wasserstoffakzeption ergo Oxydation die Krebszellen, sofern ihr Stoffwechsel nicht über einen bestimmten Punkt hinaus entartet ist, zur Normalzelle zurückzudrehen.

2. *Die Geschwulstbremse Nr. II*

Sie hat zum Ziel, die körpereigene Abwehr, nämlich das Lymphozyten, Plasmazellen und Mastzellen bildende Retikuloendothel im Mesenchym, Lymphgewebe und Thymus zu aktivieren.

3. *Die Geschwulstbremse Nr. III*

Sie macht sich die Tatsache zunutze, daß die Krebszelle durch ihr eigenes Stoffwechselendprodukt, nämlich die D(—)Linksmilchsäure, auf biologische Weise vernichtet werden kann, ohne daß der Organismus geschädigt wird.

## Die Geschwulstbremse Nr. I

Sie zielt darauf ab, die zerstörte Atmungskette durch Ersatzbrücken zu ersetzen, d. h. durch Elektronenakzeptoren den Wasserstoffüberhang zu beseitigen, den Zellstoffwechsel zu regenerieren und die Sauerstoffutilisation durch Regenerierung der Fermente wieder zu normalisieren.

1. Das *Ozon* ($O_3$)

Ein nicht mehr wegzudenkender Faktor in der Krebstherapie ist das Ozon ($O_3$), von dem Geheimrat Prof. PEYER in Leipzig bereits 1938 sagte: „Was Sauerstoff nicht kann, vermag Ozon." Das Ozon wird nämlich im Organismus in molekularen Sauerstoff $O_2$ und ein außerordentlich aktives O-Atom gespalten, das über Lipoidperoxydbrücken sofort mit dem Substratwasserstoff reagieren kann, ohne die Atmungskette notwendig zu haben, es vermag also die defekte Atmungskette zu ersetzen.

Bei der *intrakorporalen Ozontherapie* wird das Ozon-Sauerstoff-Gemisch im gasförmigen Zustand intramuskulär, intravenös oder als Klistier verwendet und auch als Beutelbegasung. Bei venösen und arteriellen Durchblutungsstörungen werden 30 bis 50 Gamma/cm, bei Anämien 60 bis 80 Gamma/cm usw. verabfolgt.

Bei der *extrakorporalen Hämotherapie* oder HOT wird das entnommene Blut durch eine Haemozon-UV-Kombination aufgeladen und reinfundiert. Die Chance der Ozontherapie ist, daß sie ein außerordentlich reaktionsfähiges O-Atom im statu nascendi zur Verfügung stellt, welches sofort mit dem Substratwasserstoff reagieren kann.

## 2. Die Inhaltsstoffe der roten Rübe oder roten Bete

1960 konnten P. G. SEEGER und W. SCHACHT in der Forschungsstelle für Krebsforschung der Charité, Berlin, mit Hilfe der elektrochemischen Zellatmungsmessung nachweisen, daß sowohl frischer als auch abgestandener Saft von roten Rüben (Beta vulgaris) die je nach Virulenz auf 1/2 bzw. 1/4 und mehr reduzierte Atmung von Ehrlich-Tumorasciteszellen um 400 bis 500 % aktiviert, die Atmung der Krebszellen also normalisiert. In Kombination mit anderen Atmungsaktivatoren (u. a. Vitamin C, Farbstoffen usw.) war sogar eine 1250fache Aktivierung zu erzielen.

Der Wirkungsmechanismus des Rote-Rüben-Saftes beruht auf der Akzeption von 4 H-Atomen bzw. Elektronen durch den stickstoffhaltigen Betazyanfarbstoff, der sich dabei in gelben Farbstoff umwandelt, weiter binden das Allantoin, die Ascorbinsäure und das Rutin je 2 H-Atome, das Farnesol 6 H-Atome, so daß die Inhaltsstoffe der roten Rübe insgesamt 16 Elektronen zu akzeptieren vermögen, wobei die Vitamine des B-Komplexes und der hohe Mineralstoffgehalt an K, Mg, Mn und Fe und vor allem an Kieselsäure und Kupfer potenzierend wirken.

## 3. *Anthozym Petrasch*

in Austria und der BRD registriert, ist ein hervorragendes Kombinationspräparat aus Rote-Rübensaft-Konzentrat, Rechtsmilchsäure, Ferro L(+)-Lactat, zur Auffüllung des Eisendefizites von nur noch 1/30 in Krebszellen, Calcium-L(+)Lactat zur Normalisierung der gestörten Zellpermeabilität und Aktivierung von Fermenten des Zitratzyklus, *L(+)-Ascorbinsäure* als Elektronenakzeptor und Redoxkatalysator, *Kalium-Magnesium-Mono-Aspartat* zur Umaminierung der bei Krebskranken erhöhten Alpha-Ketoglutarsäurewerte und Stabilisierung des Zellpotentials, das in der Krebszelle auf 1/10 abgesunken ist, sowie *Cholinorotat*, das als Methylgruppondonator der Phosphatiddesintegration in den Zell- und Mitochondrienmembranen entgegenwirkt, die Aktivität der Zytochrome steigert, den Albumin-Globulin-Quotienten normalisiert und die Leber vor der toxischen Wirkung der Krebsgifte schützt.

Nach DENCK und ZWINTZ und DENCK und PRIDUN (1973/75) wurden bei 95 Patienten mit den verschiedensten Krebsen infauster Prognose durch Anthozym die Leukopenien auf 10 % gegenüber 45 % bei den Kontrollen gesenkt und eine erstaunliche Überlebenszeit bis zu fünf Jahren erzielt. KÄRCHER (1975) fand bei 17 bestrahlten Patienten durch Anthozym eine Steigerung der Leukozytenwerte bis zu 30 %, ebenso PELOSCHEK und JENTSCH (1977) bei 21 Patienten. H. EMICH (1976) stellte in Übereinstimmung mit SEEGER und SCHACHT (1966) fest, daß Anthozym das Wachstum von Krebszellen bremst, die Wirkung von Zytostatika potenziert und das Allgemeinbefinden bessert. Eine ganze Reihe anderer Autoren konnte einen Leukozytenanstieg, Besserung des Allgemeinbefindens, Appetitzunahme usw. vermerken. *Mehr als zehn Kliniker betonen nachdrücklich, daß Anthozym ein unumgängliches Adjuvans und Zusatztherapeutikum bei der strahlentherapeutischen und zytostatischen Behandlung Krebskranker ist,* da die mit Anthozym behandelten Patienten gegenüber den Kontrollen eine wesentlich höhere Lebensverlängerung aufweisen.

Nach Nora PRIEMER vom Forschungsinstitut Arlesheim agglutiniert Anthozym Krebszellen 10- bis 20mal besser als die Lektine, hemmt also Wachstum und Weiterwuchern von bösartigen Geschwülsten durch Kumulation der Krebszellen.

C. PRAXMARER, Innsbruck, konnte 1981 mit Hilfe des Bio-Ionostat nachweisen, daß Anthozym die einzigste Substanz ist, welche den rh-Wert (rh = Sauerstoffgehalt des Blutes, der nach den Nobelpreisträgern C. und F. CORI [1925] im Krebsblut vermehrt ist), auf den Normalwert von 14 reduziert. Da infolge der durch die eingangs zitierten Umweltgifte die Atmungskette geschädigt und die Sauerstoffutilisation blockiert ist, weisen selbst aktive Sportler nur rh-Werte von 19 bis 21 auf. *Anthozym ist mithin das Mittel der Wahl, um die Sauerstoffutilisation und damit den rh-Wert zu normalisieren.*

4. Ähnliche wasserstoffakzeptierende Eigenschaften wie die stickstoffhaltigen Betacyane besitzen die stickstoffreien *Anthozyane.*

a) Der Farbstoff *Myrtillidin* aus Vaccinium myrtillis, der Heidelbeere, akzeptiert 3 H-Atome und aktiviert die Atmung von Krebszellen genau wie der Rote-Bete-Saft um 400 bis 500 %. Durch den uns Ende der fünfziger Jahre nur zur Verfügung stehenden verdünnten Heidelbeersaft konnte die Atmung von Krebszellen um 85 %, in Kombination mit Rechtsmilchsäure und Ascorbinsäure jedoch um 375 % aktiviert werden.

b) Vom *Sambucin*, dem Farbstoff des Holunders Sambucus nigra, einem Monoglucosid des Zyanidins, werden 2 H-Atome akzeptiert. Die hervorragende Wirkung des Holunders als Fieber-, Blutreinigungs-, Entschlackungs- und Antikrebsmittel dürfte auf den hohen Gehalt an 1,28 % Apfelsäure, Essigsäure, Cholin, dem Flavonglykosid Rutin, Provitamin A sowie 82 mg % Vitamin C, 8 mg % Eisen und Kupfer zurückzuführen sein. Neben dem schwarzen Johannisbeersaft hat der Holundersaft den höchsten Vitamin-C-Gehalt.

c) Das *Oenidin*, der Farbstoff des Rotweins, vermag 1 H-Atom zu binden, wobei die beiden Dimethyläthergruppen des Phenylringes als Mobilisatoren die Elektronenbewegung in Richtung Sauerstoff beschleunigen.
A. FERENCZI in Ungarn hatte wesentliche Erfolge bei der Krebsbehandlung, wenn er Rote-Rüben-Saft mit Rotwein vermischte, weil bei Krebskranken einige Zeit nach dem Genuß von Rote-Rüben-Saft sich ein Widerwille einstellt. Südlich vom Balaton gibt es ein krebsfreies Gebiet, weil dort ein dunkler Rotwein verkonsumiert wird.

5. *Symphytum Officinale, der Beinwell*
Der wichtigste Wirkstoff ist das Allantoin, das von TYHAK auch in der roten Rübe nachgewiesen wurde und krebshemmende Eigenschaften besitzen soll, weil es mit beiden Carbonylgruppen zwei Wasserstoffatome zu binden vermag. Weitere Inhaltsstoffe sind Cynoglossin und Consolidin, die eine curareartige Wirkung besitzen, und Gerbstoffe.
Symphytum ist ein ausgezeichnetes Mittel zur Förderung regenerativer Prozesse (Symphytum Rödler, Beinwellbalsam Fink). Le HUNT COOPER hatte besondere Erfolge mit Symphytum 30 bei einem bösartigen Knochensarkom eines 70jährigen Farmers und bei anderen Sarkomfällen.

6. *Viscum Album, die Mistel*
Über die toxischen, zytostatischen und immunologischen Wirkungen der Mistel existiert eine immense Literatur. In eigenen, 1940 in der BIERschen

Klinik in Berlin durchgeführten experimentellen Untersuchungen (veröffentlicht 1965 in Erfahrungsheilkunde) konnte nachgewiesen werden, daß Viscum album parallel zur verabfolgten Menge die Vermehrung der körpereigenen Abwehrzellen, nämlich Lymphozyten, Plasmazellen und Mastzellen bewirkt, welche die Wucherung der Krebszellen hemmen.

7. Weitere Elektronenakzeptoren sind die den Anthozyanidinen verwandten *Flavone* und *Quercetine*. Grundstruktur dieser Farbstoffe sind die von den Pyranen sich ableitenden Pyrone, die mit Benzolkernen kondensiert, die Grundkörper zahlreicher gelber Blütenfarbstoffe wie Benzo-alpha-Pyron = Cumarin und Benzo-gamma-Pyron = Flavon bilden.

Die Flavone umfassen vierzig verschiedene gelbe Farbstoffe, Hesperitin wird aus den Schalen von Zitrusfrüchten gewonnen. Sofern letztere gespritzt sind, kehrt sich die heilende in eine Giftwirkung um. Gespritzte Zitrusfrüchte sind Krebspromotoren. Dem Quercetin, besonders im Ackerstiefmütterchen, in Bärentrauben- und Eucalyptusblättern enthalten, werden antikarzinomatöse Eigenschaften zugeschrieben.

Flavone sind vor allem in Cortex Querci, der Eichenrinde enthalten. Emil SCHLEGEL, der berühmteste Homöopath Süddeutschlands, heilte damit ein inoperables Magenkarzinom bei einem Bauern (15 Jahre rezidivfrei) und andere Magenkarzinome.

8. Von den folgenden Anthozyanidine enthaltenden Pflanzen akzeptieren
a) das *Pelargonidin* der Scharlachpelargonie, orangefarbenen Dahlie, Goldmelisse und rot blühender Salvia-Arten 1 H-Atom,
b) das *Zyanidin*, der Farbstoff der roten Rose, Kornblume, Kirsche, Preiselbeere und als Monogalaktosid in der Brombeere 2 H-Atome,
c) das *Delphinidin*, der Farbstoff des Rittersporns und violetten Stiefmütterchens 3 H-Atome.

Seit alters her werden in der Volksmedizin Stiefmütterchen und verwandten Formen antikarzinomatöse Eigenschaften zugeschrieben.

9. *Calendula Officinalis,* die Ringelblume,
enthält neben Peroxydasen und Katalase den carotinartigen Farbstoff Calendulin und eine auch in den Blättern der Mistel vorkommende Oleanolsäure. Die Ringelblume ist nach SCHULZ, STAUFFER, BOHN, SEEL, FLAMM u. a. ein ausgezeichnetes Mittel gegen bösartige Geschwüre und Krebs. Seit Jahrhunderten starben in den Bauernhäu-

sern, z. B. in Hessen, die Menschen an Krebs, weil sie nicht wußten, daß sie das Gegenmittel vor ihren Fenstern in den Blumenkästen stehen hatten.

10. *Podophyllum Peltatum* oder Fußblatt wurde von dem amerikanischen Prof. SHEAR in Bethesda unter 10 000 pflanzlichen Mitteln als eines der wenigen wirksamen Mittel gegen Magen-, Darm- und Leberkrebs ausgetestet. Podophyllum hemmt die Mitose, d. h. die Teilung der Krebszellen, weil es eine Anti-Hyaluronidase und das Flavon Quercetin enthält. Bekanntlich wuchern Krebszellen mit Hilfe der von ihnen ausgeschiedenen Hyaluronidase in das umgebende Gewebe, indem die Hyaluronsäure, ein Strukturelement der Gewebe, durch die Hyaluronidase der Krebszellen gespalten wird. Die Hyaluronsäure, die auch als Antihyaluronidase betrachtet werden kann und auch von den Mastzellen ausgeschieden wird, hemmt spezifisch die Proliferation von Krebszellen. Auf weitere Antikrebswirkung besitzende Pflanzen, wie Chelidonium majus oder Schöllkraut, Ruta graveolens oder Gartenraute, Phytolacca decandra oder Kermesbeere, Thuja occidentalis oder Lebensbaum kann in diesem Rahmen nur hingewiesen werden. Ihr Wirkungsprinzip ist ausführlich erörtert in P. G. SEEGER: „Die Rolle der biologischen Heilverfahren bei der Krebsbehandlung." Worms 1978, Verlag H. Reinheimer.

11. Ein natürliches Antikrebsmittel ist die *rechtsdrehende L(+)-Milchsäure*, wie sie im Muskel und in RMS-Petrasch vorkommt, außerdem im Sauerkraut, Bioghurt und Sanoghurt und welche nach den elektrochemischen Untersuchungen von SEEGER und SCHACHT 1966 in der Charité die Atmung von Krebszellen bis zu 110 % aktiviert und als Zusatz zu Rote-Bete-Saft 3 x 40 Tropfen täglich dessen Wirkung potenziert.

12. *Carotine,* speziell ß-Carotin, besitzen die Fähigkeit 12 H-Atome zu akzeptieren, normalisieren ferner die beim Krebskranken gesenkte Elektroresonanz, beseitigen die Depolarisation, steigern die zelleigenen Schwingungen und aktivieren die Funktion der Thymusdrüse.

13. Eine weitere Antikrebssubstanz ist der *Blüten-Pollen* (z. B. Pollen-Diät-Zellfit), der vollkommenste Wunderstoff der Natur. Nach ROBINSON (1948) verzögert er bei Mäusen schon in einer Verdünnung von 1:120 000 das Angehen von Brusttumoren um neun Wochen, auf den Menschen übertragen wären das 17 Jahre. Im Yoshida-Asciteskarzinom-Testversuch konnte Nora PRIEMER in Arlesheim durch Pollendiät-Zellfit das Wachstum von Krebszellen um 92 % hemmen. Untersuchungen mehrerer Forschungsteams an der Universität Wien ergaben, daß Pollendiät-Zellfit ebenso wie Anthozym ein wertvolles Adjuvans bei der Bestrahlungstherapie ist und Patienten, die diese Mittel zusätzlich bei der Bestrahlung erhalten, länger leben. Die rumänischen Forscher JALOMITEANU und ONITIO (1963) konnten das Leben von Patienten, denen kindskopfsgroße Magen- und Lebertumoren reseziert worden waren, lediglich durch täglich 30 g Pollen in 60 g Honig + 5 000 Gamma Vitamin $B_{12}$ über fünf Jahre verlängern und die Patienten arbeitsfähig erhalten.

14. Ein wesentlicher Wasserstoffakzeptor ist das *Germanium,* welches im Dunariswasser und mit 0,02 mg/kg im Königsteiner Haderheck-Quellwasser vorkommt. EVERSON und COLE konnten 1965 600 und 1959 112 Krebsrückbildungen nach fortlaufender Verabfolgung von Dunariswasser beobachten und GEIGER konnte 1961 ein Mammakarzinom mit Dunariswasser zur Rückbildung bringen. Das Germanium akzeptiert mit seiner äußeren Schale zwei Elektronen. Besondere Qualitäten sind dem Germaniumpräparat Sanum Redox G eigen.

15. *Die Molekulartherapie von Fr. William KOCH*
Nach Fr. W. KOCH wird durch eine Aminogruppe-$NH_2$ und eine konjugierte Imidgruppe $=NH$ durch Positivierung des $H^{+2}$ infolge Elektronenabzug eine Blockierung funktioneller Carbonylgruppen $C=O$, d. h. eine Blockierung durch Bildung einer festen Azomethindoppelbindung $C=N$ verursacht.
Zur Verhinderung der Verankerung des Pathogens beziehungsweise zur Abspaltung des gebundenen Pathogens und Aufhebung der Blockade verwendet KOCH Carbonylgruppenträger (Parabenzochinon) und Äthylengruppenträger (Glyoxal), ferner Carbonylgruppen als Polyketon $D_6$ (SSR)

und Rhodizonsäure, um durch oxydative Entkopplung die Fermentblockaden im Bereich der Flavinenzyme aufzuknacken.
KOCH will damit 20 000 akute und chronische Virusinfekte, chronische Erkrankungen und Krebse geheilt haben. Die Präparate werden jetzt durch die Fa. Helmut Rödler, 6521 Flörsheim-Dalsheim hergestellt.

16. *Proteolytische Enzympräparate* wie *Carzodelan* und *Wobe Mugos*
Die Wirkstoffe sind proteolytische Enzyme aus Rinderpankreas: Trypsin und Chymotrypsin, Enzyme aus Kalbsthymus: Kathepsin, Papainasen aus Pisum sativa und Lens esculenta sowie Papain spezifisch zur Krebsbehandlung um pathogene Eiweiße aufzulösen.
Fundamentiert ist der Wirkungsmechanismus durch die histochemischen Untersuchungen von SEEGER 1938, daß als Akt der Selbsthilfe in der Krebszelle proteolytische Fermente auftreten, welche mit der ABDERHALDENschen Ninhydrinreaktion nachgewiesen werden können, welche a priori Erkenntnis von den Herstellern schamhaft verschwiegen wird.

17. Der *gärungssenkende Faktor Polyerga*
Bei seinen Arbeiten über Insulin fand W. KUHLMEY 1947 eine Stoffgruppe, die sowohl bei normalen Zellen als auch bei Krebszellen die Gärung senkt. Diese seit 1951 als *Polyerga* (Hersteller Horfervit, Oldenburg) bezeichnete Stoffgruppe besteht aus Polypeptiden, welche die Erythrozytenglykolyse bei Gesunden um 35 %, die Krebszellglykolyse bei Mäusen nach 24 Stunden um 42 % senkt. Die Kasuistik vermittelt eine Wachstumshemmung von Karzinomen und fünfjährige Überlebenszeit.

18. *Therapie mit bestrahlten Haematoporphyrin-Derivaten*
Ein australisches Forscherteam aus Adelaide berichtete kürzlich über ein originelles Verfahren der Krebsbekämpfung. Sie bestrahlten Hämatoporphyrinderivate mit einem Licht von 620 bis 640 Nanometer (= milliardstel Wellenlänge) und behandelten mit diesem Produkt 27 Krebskranke, bei fünf konnten die Tumoren radikal, bei vierzehn teilweise zerstört werden. Der Wirkungsmechanismus kann wie folgt erklärt werden: SEEGER hatte bereits 1951 und SEEGER und SCHACHT hatten 1956 bis 1964 in der Charité nachgewiesen, daß durch karzinogene Substanzen nicht nur die aus Eisenporphyrinproteiden aufgebauten Atmungsenzyme, nämlich die

Zytochrome, zerstört werden, sondern auch das Hämoglobin der Blutkörperchen, welches auch zu den Eisenporphyrinproteiden gehört, gespalten wird. Die entstehenden Restartefakte sieht E. SCHELLER fälschlich als „Viromyceten" bzw. als Krebsursache an. Eine vermehrte Porphyrinausscheidung Krebskranker (Porphyrin ist das Restprodukt des Hämoglobins) hatten schon mein Lehrer Theodor BRUGSCH und sein Sohn Joachim in Halle beschrieben.

Die Krebszelle ist demnach offenbar bestrebt, Hämatoporphyrin zur Restitution ihrer Enzyme aufzunehmen und wird durch die Aufnahme von mit 620 bis 640 Nanometer bestrahltem Hämatoporphyrin *irrevisibel* geschädigt. Wahrscheinlich handelt es sich beim Wirkungsmechanismus um eine Luminiszenzwirkung durch vermehrte Abstrahlung von Photonen.

### 19. Die „Schluckimpfung" gegen Krebs nach R. DROBIL

Sie gründet sich auf die Erkenntnisse von Dr. PROEWIG, daß Alpha-Furyl-Methanal, eine sonst nur in der technischen Chemie und bei der Kunstharzerzeugung benutzte Substanz, erfolgreich gegen Krebs eingesetzt werden kann. Er behandelte 44 Krebspatienten und beobachtete, daß diese nach AFM-Verabfolgung an der Erkrankungsstelle intensive Schmerzen bekamen. Das Präparat ist somit auch diagnostisch verwertbar. Es kam z. T. zu Abstoßungen von Krebsteilen und Krebsresten.
Unter mehreren hundert Beschäftigten einer Firma, die AFM herstellt, ist kein einziger Fall einer Krebserkrankung vorgekommen. Nach ISHIDA vermindert Alpha-Furyl-Methanal das Auftreten von Leberkrebsen durch Buttergelb. DROBIL veröffentlichte eine Kasuistik von 25 Fällen, die z. T. ein Verschwinden der Tumoren und den Krankheitsverlauf verzögernde Eigenschaften des AFM zeigen. Die Patienten erholen sich sehr rasch, sind beschwerdefrei, haben guten Appetit und nehmen an Gewicht zu. Von Kapseln zu 0,3 g werden 3 x tgl. 1 Kapsel verabreicht.
Das AFM hat eine starke Bindungsfähigkeit für Amine, die auch Fr. W. KOCH mit seiner Molekulartherapie beseitigen will.

### 20. Propolis = Bienenkitt als Antikrebsmittel

Propolis enthält mehr als 20 wasserstoffakzeptierende Terpene und andere Stoffe, wie fünf Flavone, Halangin, Phytonzide usw. Es ist eine recht komplizierte Substanz, die außerdem Eiweiß, Vitamine usw. enthält. In der

Asche sind Eisen, Calcium, Mangan, Aluminium, Vanadium, Kremnium und Strontium gefunden worden.
Die in Propolis gefundenen Flavonoide üben eine schützende und regenerierende Wirkung auf das Bindegewebe aus. Von verschiedenen Seiten wurde über eine krebswidrige Eigenschaft der Propolis, daß die Metastasen verschwanden usw., berichtet.

## Die Geschwulstbremse Nr. II

Sie hat die Aufgabe, die körpereigene Abwehr, d. h. das Lymphozyten, Plasmazellen und Mastzellen bildende Retikuloendothel im Mesenchym zu aktivieren und ebenfalls im Lymphgewebe und Thymus. Das kann erreicht werden:

1. *Durch Hyperthermie*
Nach SEEGER (1938) kann das Wachstum von Tumoren durch Überwärmung bei 39 bis 40 °C wesentlich gehemmt werden. Nach Verimpfung von Geschwulstzellen wird sowohl das Angehen einer Geschwulst als auch die Proliferation von Krebszellen stark verzögert. W. ZABEL hatte mit dem Echinacin-Japanischen Bad zur Fiebererzeugung und Überwärmung gute Erfolge in der Krebsbehandlung.

2. Durch Injektion von *Mistelextrakten*, roher *Muttermilch* (HERBERGER 1958) usw.

3. Durch *Kieselsäure*, welche das Bindegewebe und die Gefäßwände „verjüngt".

4. Durch eine *naturgegebene Frischkostnahrung*
Nach HOEPKE (1960/68) weisen Vegetarier 52 %, Gemischtkostesser nur 20 % Lymphozyten im Blut auf.

5. Durch *Phosphorlipoide* (Dr. SEEGERS *Halocithin*, Sanum Kehlbeck Hoya) kann eine Regenerierung der durch karzinogene Noxen geschädigten Aktivität der Zytochrome erreicht werden, da nach ICHIKAWA (1979) Phosphorlipoide die Eigenschaft besitzen, die Zytochrome zu restituieren.

6. Durch *Echterosept*
Von den Inhaltsstoffen wirken:

a) *Apis mellif.* antiallergisch, macht durch Lecithase und Phospholipase die Zell- und Kapillarmembranen durchlässig, hemmt die Lacticodehydrase und damit die Bildung von D(—)-Linksmilchsäure in der Krebszelle, setzt durch eine Protamin-Protein-Reaktion immunologische Prozesse in Gang und wirkt regulierend auf die lokale Durchblutung.

b) *Bryonia* fördert die Exsudation der seriösen Häute.

c) Echinacea wirkt resistenzsteigernd und aktiviert die B-Lymphozyten, die sich zu antikörperbildenden Plasmazellen umwandeln.

d) *Eupatorium* wirkt aktivierend auf Milz, Leber und Galle, aktiviert also die Abwehr.

e) *Lachesis* hat Einfluß auf entzündliche Zell- und Gewebsschäden.

f) *Pimpinella* regt die Sekretion aller Drüsen an, der Inhaltsstoff Cholin ist ein Antikrebsmittel.

g) *Thuja* ist ein entzündungswidriges Antiproliferationsmittel.

h) *Tropaeolus majus* enthält Benzylsenföl, eine ungefährliche antibiotisch wirkende Substanz, die gut resorbierbar und ein Antiskorbutikum und Antikatarrhalikum darstellt.

7. *Durch Sanierung der Intestinalflora*
mit Hilfe von Lactobazillen in Bioghurt, Sanoghurt, mit Bifidus-Bakterien im Eugalan in Kombination mit Rechtsmilchsäure (RMS-Petrasch), Sanuvis L(+)-Milchsäure und Lactisol (WIRTS), mit Omniflora nach KLUDAS.

# Die Rolle der Darmbakterien als Schrittmacher des Krebses

Nach den neuesten Erkenntnissen beruhen alle funktionell biologischen Vorgänge im Intestinaltrakt auf einer natürlichen Wechselbeziehung zwischen Darmflora und Darmschleimhaut. Nicht nur die Mikroflora des Bodens, auch die symbiontische Flora des Intestinaltraktes, angefangen vom Mund bis zum Enddarm, ist durch die Hekatomben der Gifte in der Nahrung entartet. Die Mehrzahl der zivilisierten Menschheit beherbergt heute sowohl eine pathogene Mundflora *(RUSCH)* als auch eine pathogene Darmflora.

Ausschlaggebend für die Gesunderhaltung des Organismus ist die Besiedelung des Intestinaltraktes mit apathogenen milchsäurebildenden Bakterien wie Lactobazillen acidophilus, casei usw. und fakultativen Anaerobiern wie Bacterium coli, Bacterium lactis aerogenes usw. Einen bestimmten Einfluß auf die Darmflora hat die Art der Nahrung. Da nach BAUMGÄRTEL (1954) die Grundlage der physiologischen Entwicklung auf einer Symbiose zwischen Darmflora und Darmschleimhaut besteht, ist es verständlich, daß eine entartete Darmflora, d. h. eine *Dysbiose*, das Terrain für den Krebs bereitet.

FREUND und KAMINER konnten 1910 als Stoffwechselprodukt pathogener Colibakterien die Karzinomdarmsäure nachweisen. KLEIN gelang es 1933 aus dem Darminhalt von Gesunden und Krebskranken zwei verschiedene Coliarten zu züchten. SILBERSTEIN konnte Normal und Karzinomcoli verifizieren, GROSSEDRESSELHAUS fand bei Krebskranken nur atypische Paracoli und Proteus. DRUCKREY und Mitarbeiter konnten mit entarteten Colikulturen aus dem Darm Krebskranker bei Ratten bösartige Geschwülste erzeugen. Pathogene Colibakterien werden durch eine denaturierte vergiftete Nahrung im Darmlumen oder durch eine gestörte Biocönose erzeugt.

Einer der Angelpunkte der Krebsentstehung scheint demnach in der Entartung der Coliflora des Dickdarmes zu suchen sein. Die Sanierung der Darmflora, d. h. die Beseitigung der Dysbiose, scheint demnach eine unumgängliche Notwendigkeit zu sein. Und es ist begreiflich, daß der englische Chirurg Sir Arbutnot LANE durch Resektion des Dickdarmes das Leben Krebskranker wesentlich verlängern konnte, weil er die Krebsgiftquelle ausschaltete.

## Die Geschwulstbremse Nr. III

Diese macht sich eine in der Natur beobachtete Tatsache zunutze, daß z. B. eine Algenpopulation in einem Teich, dem mit dem Wasser ausgeschwemmter Kunstdünger zugeführt wird, sich infolge der rasanten Vermehrung durch ihre eigenen Stoffwechsel*end*produkte vernichtet. Die Krebszelle, das hatte O. WARBURG bereits 1925 nachgewiesen, scheidet d-Milchsäure, d. h. nach der neuen Nomenklatur D(—)-Linksmilchsäure, also eine optisch die polarisierte Ebene des Lichtes nach *links drehende*, aber rechts konfigurierte Milchsäure aus.

In der Natur kommen drei verschiedene Milchsäuren vor:

1. Die *physiologische Fleischmilchsäure*, die bei der Muskelarbeit entsteht, der Strukturformel nach, weil die OH-Gruppe links steht, eine Linksmilchsäure, die Ebene des polarisierten Lichtes jedoch nach rechts dreht, deshalb als L(+)-Rechtsmilchsäure bezeichnet wird.

2. Die *pathogene Linksmilchsäure*, bei der strukturmäßig die OH-Gruppe rechts steht, welche jedoch die Ebene des polarisierten Lichtes nach links dreht und daher als D(—)-Linksmilchsäure bezeichnet, von der Krebszelle erzeugt wird.

3. Die *razemische Milchsäure*, welche sich aus L(+)- und D(—)-Milchsäure zusammensetzt und im Molkenkonzentrat Lactisol, in eingesäuertem Gemüse, wie Sauerkraut etc., vorhanden ist.

Ausgehend von der Feststellung (SEEGER 1937/38), daß die verkrebsende Zelle von pH 6,3 bis 6,5 ins Alkalische bis über pH 8,0 pendelt, untersuchten SEEGER und SCHACHT 1960 in der Charité mit Hilfe der elektrochemischen Zellatmungsmessung den Einfluß der L(+)-Rechtsmilchsäure auf die Atmung von Asciteskarzinomzellen. Sie konnten feststellen, daß die Atmung bis 110 % aktiviert wird, dagegen wurde die Atmung 84fach virulenter Asciteskarzinomzellen durch razemische Milchsäure um 52 % bzw. durch das Molkenkonzentrat Lactisol um 27 % gehemmt.

Auf Grund der letzteren Befunde gelangte SEEGER zu der Erkenntnis, daß die Krebszelle mit ihrem eigenen Stoffwechsel*end*produkt, nämlich der D(—)-Linksmilchsäure bzw. razemischer Milchsäure vernichtet werden könnte, wenn man die schnelle Eliminierung der Milchsäure und schließlich die Ausscheidung durch den Harn verhindern würde. Die schnelle Ausscheidung ist nämlich der Grund, weshalb die Krebszelle sich nicht selbst umbringt, obwohl der Milchsäuregehalt nach SCHELLER 12 bis 14 % des Zellbestandes erreicht, weil die Krebszelle nach SZENT GYÖRGYI auf Grund erhöhter Aktivität des Fermentes Glyoxalase pausenlos Milchsäure produzieren muß. Nach HOLZER können die Enzyme der Glykolyse durch die Reaktionsprodukte der Glykolyse, nämlich deren Endprodukt D(—)-Linksmilchsäure gehemmt, es kann also die Wucherung der Krebszellen gestoppt werden. Für Hefezellen ist diese Tatsache bereits bewiesen.

Der erste, der *Milchsäure therapeutisch bei Krebs* anwendete, war der russische Arzt EFIMOV in Orenburg, der bei einer alten Frau mit Milchsäure äußerlich und innerlich ein Sarkom des Unterkiefers innerhalb eines halben Jahres auf ein Drittel zurückbilden konnte.

1953 konnte E. STRAUSS in Gera einen inkurablen Magenkrebs mit 20prozentiger Lösung von Acidum lacticum off. in wenigen Wochen eindrucksvoll bessern. In der Folgezeit gelang es dann 1973 REDDY, SHAHANI und BANERJEE nachzuweisen, daß die Proliferation von Ehrlich-Asciteskarzinomzellen um 24 bis 28 % gegenüber den Kontrollen gehemmt werden kann. Wirkstoff ist dabei das Razemat von D(—)- und L(+)-Milchsäure.

Seit 1967 gelang es E. STRAUSS mit Tagesmengen von 9,0 bis 18,0 g razemischer Acidum lacticum in 3 x 250 g Joghurt eindeutige Erfolge wie Besserung des Allgemeinzustandes, Appetitsteigerung, Abnehmen des Erbrechens, der Tenesmen und Schmerzen und sichtbare Verkleinerungen der Geschwülste bei 65 inkurablen Krebskranken zu erzielen. Es wurden Überlebenszeiten von fünf bis über zehn Jahre erreicht.

Wenn es gelänge, die Ausscheidung der von der Krebszelle gebildeten D(—)-Linksmilchsäure zu stoppen und samt der per so zugeführten razemischen Milchsäure diese in der Krebszelle zu akkumulieren, indem man deren Permeabilität so verändert, daß wasserlösliche Substanzen nicht mehr durch die Poren permeiren können, was durch Lostverbindungen (SEEGER und SCHACHT, 1959), Gerbsäuren, Farbstoffe usw. möglich ist, *wäre die unblutige biologische Therapia magna des Krebses verwirklicht.*

# Die Immunabwehr gegen Krebs

Jeder Organismus bildet sowohl gegen Fremdstoffe (= Antigene), die sich im Mesenchym ablagern, als auch gegen fremde Zellen — und die Krebszelle ist eine pathogene Zelle, die nicht in das Konzept des Körpers paßt — Abwehrkörper.

Die *Immunabwehr* gegen Krebs ist insofern kompliziert, als die experimentellen Feststellungen von SEEGER (1938) ergaben, daß

1. durch Herauslösung der Phosphatide vom Typ Lecithin aus den Zellmembranen der verkrebsenden Zellen das sogenannte *Malignolipoid* (KOSAKI und Mitarb. 1958) entsteht,

2. aus den nunmehr entblößten und denaturierten Proteinen der Zellmembranen sich das zu 20 % aus Lipiden und 80 % Peptiden bestehende *Toxohormon* bildet.

Beide Substanzen aktivieren das Tumorwachstum außerordentlich durch Steigerung der Proteinsynthese, inhibieren im Mesenchym die Entwicklung der als Abwehrzellen fungierenden Lymphozyten, Mastzellen und Plasmazellen durch Schädigung der RES (= retikuloendothelialen Systems), hemmen die Katalase- und Flavinenzym-Tätigkeit und fördern die Metastasenbildung.

# Die Antikörperbildung

Antikörper werden an den verschiedensten Stellen des Organismus gebildet, in der Thymusdrüse, in Lymphknoten, im Knochenmark usw. *Zentrale Bedeutung kommt der Thymusdrüse zu,* die bis zur Geschlechtsreife wächst, dann eine Involution erfährt, indem im Alter die ganze Rindenschicht und ein Teil des Markes verschwindet. Die Thymusdrüse produziert einen Faktor, mit dem die Lymphozyten zu T-Lymphozyten = Killerzellen umgebildet werden. Das Hormon der Thymusdrüse, das Thymosin wurde 1956 von GOLDSTEIN entdeckt. POTOP und MILCU konnten 1970 aus Thymusdrüsen junger Kälber einen Faktor isolieren, der in vitro das Geschwulstwachstum hemmte, sie nannten ihn Thymosterin. R. E.

KLEMKE bezeichnete 1979 den Faktor als *Tumosteron*, der aus dem Ergosterol der Nahrung gebildet, in den Nieren in Dihydrocalciferol umgewandelt, dann im Knochenmark in Lymphoblasten eingebaut wird. Im Thymus werden dann die Lymphozyten durch den Einbau des Polypeptidhormons Thymosin zu immunaktiven T-Lymphozyten (= Killerzellen) umgewandelt. Nach KLEMKE soll die Aktivsubstanz das an ein Protein gebundene Cyclomethylcholestan = Tumosteron sein. SEEGER hatte bereits 1938 in Krebszellen eine Vermehrung von Cholsäuren (= Gallensäure) histochemisch nachweisen können.

Von besonderer Bedeutung dürfte die Tatsache sein, daß die Thymusdrüse den höchsten Gehalt an einer krebszellauflösenden gesättigten Dicarbonsäure hat.

Nach FREUND und KAMINER (1909/10) und NEUBERG (1910) wird durch eine normale biotische Darmflora eine krebszell*auflösende gesättigte Dikarbonsäure* gebildet, die krebszellauflösend wirkt und in allen Organen vorkommt, den höchsten Gehalt jedoch hat die Thymusdrüse.

Durch eine dysbiotische, durch Krebsgifte in der Nahrung entstehende pathogene Darmflora bildet sich nach FREUND und KAMINER eine *krebszellschützende, ungesättigte*, stickstoff-, phosphor- und schwefelfreie Dikarbonsäure, die *Karzinomdarmsäure,* vom Typ der Maleinsäure nach SEEGER).

Die *karzinolytische krebszellauflösende gesättigte Dikarbonsäure* kann experimentell in allen Organen durch Rö-Bestrahlung, Teer, Ruß, Tabaksaft und andere Karzinogene zum Verschwinden gebracht werden. Sie fehlt einerseits im Karzinomserum, andererseits in allen Prädilektionsstellen für Karzinome, z. B. Ulcus cruris (offene Beine) Ulcus ventriculi (Magengeschwür).

# Die Korrelation zwischen körpereigener Abwehr und der Vermehrung bzw. Proliferation von Tumorzellen (Stamm Ehrlich)

An einigen hundert Tieren konnten SEEGER und SCHACHT 1957—64 in der Forschungsstelle für Krebsforschung der Charité, Berlin, an Hand von Zellzählungen und histologischen Präparaten nachweisen, daß nur eine intakte körpereigene Abwehr, nämlich eine Vermehrung der Lymphozyten, Plasmazellen und Mastzellen, in der Lage ist, entstehende Krebszellen unschädlich zu machen und eine Wucherung der Krebszellen zu verhindern.

In einem durch Hekatomben von Umwelt- und Krebsgiften in der Nahrung und Atemluft hochgradig geschädigten Bindegewebe wird die Bildung von Abwehrzellen inhibiert und einer Krebsentstehung Vorschub geleistet.

Wenn man annimmt, daß möglicherweise in jedem menschlichen Organismus Zellen zu Krebszellen entarten können, jedoch durch eine intakte Abwehr seitens der Killerzellen: Lymphozyten, Plasmazellen und Mastzellen keine bösartige Geschwulst manifest werden kann, so muß die Forderung unterstrichen werden, diese Abwehr funktionsfähig zu erhalten und zu aktivieren.

## Die krebsverhindernde bzw. krebszerstörende Wirkung der Lymphozyten

Sie beruht nach BERGEL (1909) auf dem Gehalt an einer Lipase (einem die Cholesterinester der Krebszellen spaltendem Enzym, nach GOLDSTEIN (1951) ferner dem Gehalt an zytotoxischen, d. h. krebszellauflösenden Lymphotoxinen und Gammaglobulinen. Die Lipase bzw. die Lymphotoxine sind spezifisch auf die fettartigen oder lipoiden Antigene der Tumorzelle eingestellt.
Auf Grund der von SEEGER bereits 1937/38 mit neunundzwanzig histochemischen Methoden nachgewiesenen Cholesterinesterverfettung werden, wie seit 1940 durch zahlreiche Mikrophotos belegt, die Krebszellen durch Lymphozytenmassen eingekreist und nach dem Zerfall der Lymphozyten, wobei die Lipase bzw. die Lymphotoxine freigesetzt werden, attackieren diese Enzyme die Krebszellen, so daß letztere durchscheinend werden und zerfallen, übrig bleiben Reste von Lymphozytenkernen und Krebszelltrümmer.
BERGEL wies 1921 nach, daß Lymphozyten einen erhöhten lipolytischen Koeffizienten besitzen.

## Die krebswidrige Funktion der Plasmazellen

Die Plasmazellen entstehen in den Lymphknoten aus B-Lymphozyten, indem sie vermehrt ein scholliges Plasma ausbilden. Hauptsächlich werden sie in der Umgebung von Gefäßen an Stellen mit gesteigertem Stoffwechsel gefunden. Da sie das meiste Antigen enthalten, sollen sie das meiste Globulin bilden und werden daher als Hauptantikörpererzeuger angesehen. 1957 vermochten SEEGER und SCHACHT zu beoachten, daß sich die Plasmazellen mit Pseudopodien an den Zellmembranen der Krebszellen festsaugen und durch diese Pseudopodien ihre Antikörper in die Krebszellen applizieren.

## Die Antikrebsaufgabe der Mastzellen oder histiozytären gewebsbasophilen Zellen

Diese sind überall im Bindegewebe entlang den Gefäßen anzutreffen, sind beweglich, haben Fortsätze und enthalten Heparin.
Ihre Aufgabe besteht darin:
1. Als *Histaminbildner* für eine Erweiterung der Gefäße, damit bessere Durchblutung und last not least bessere Sauerstoffversorgung der Gewebe zu sorgen.

2. Als *Heparinlieferanten*
a) reparieren sie die duch die Hyaluronidase der Tumorzellen in die Hyaluronsäure-Heparin-Barrière des Bindegewebes geschlagene Bresche.
b) Heparin hat eine antiproteolytische, d. h. gegen die Eiweißauflösung gerichtete Wirkung und wandelt das allergische Komplement in einen einfachen Antikörper um.
LIPPMANN wies 1957 die wachstumshemmende Wirkung von Heparin auf den Ehrlich-Ascitestumor der Maus nach, indem er eine 40- bis 50prozentige Tumorrückbildung feststellen konnte.

3. Durch die in den Mastzellen von SEEGER nachgewiesenen *Peroxydasen* wird die Atmung der Krebszellen aktiviert.

## Die Beeinträchtigung und Regression der thymogen bewirkten körpereigenen Abwehr

Sie wird verursacht:

1. Durch eine *Rückbildung* der *Thymusdrüse* nach der Pubertät, und zwar durch den Abbau der T-Lymphozyten bildenden Rindenschicht.

2. Durch die *Vermehrung östrogener Hormone* nach der Pubertät, wobei zu bemerken ist, daß beide Geschlechter sowohl östrogene als androgene, d. h. weibliche und männliche Hormone in einem bestimmten Quantenverhältnis in jeder Körperzelle enthalten (MOSKOWITZ).

1939 hatte SEEGER mit zwölf verschiedenen histochemischen Methoden in der kernnahen Plasmazone von Tumorasciteszellen der Maus eine *Vermehrung östrogener Hormone* nachgewiesen. 1940 hatte er belegt, daß die *Vermehrung östrogener Hormone in der Krebszelle eine Verschiebung des Quantenverhältnisses zwischen männlichen und weiblichen Hormonen zur Folge hat, woraus* die 1937/38 von SEEGER festgestellte *Hypercholesterinämie*, d. h. *Vermehrung der Cholesterinester, ein Vitamin-C-Defizit* (größer als beim Skorbutkranken) und eine *Verschiebung des Quantenverhältnisses spaltende: synthetisierenden Esterasen zugunsten der letzteren,* d. h. die Hypercholesterinämie resultiert.

Nach KLEMKE (1979) soll der an das Chromatin angelagerte Östrogenkomplex über eine vermehrte DNA-Polymerase eine unkontrollierte Zellproliferation auslösen. Androgene haben die Eigenschaft, eine radikale Normalisierung im biochemischen Mechanismus der Tumorzelle zu bewirken, so daß vorübergehend typische Eigenschaften der Tumorzelle verloren gehen.

In den dreißiger Jahren haben mehr als fünf Autorenkollektive einen ungewöhnlich hohen Follikelhormongehalt im Blut- und im Krebsgewebe von Menschen und zwar sowohl bei Frauen als auch bei Männern nachgewiesen. Bereits 1937 weist SZEKESSY darauf hin, daß Follikelhormon eine Lymphopenie bewirkt. Es ist demnach ein Kunstfehler, Frauen vor oder im beginnenden Klimakterium, wo eine Krebsphase unbewußt akut sein kann, Östrogene zu verabfolgen.

3. *Dritter Faktor* der *Thymusregression* sind die *Krebsgifte Malignolipoid und Toxohormon.*

Diese schädigen das retikulo-endotheliale System und damit die Abwehr gegen Krebszellen.

4. *Das gewissenlose Therapieren* mit *Glukokortikoiden, adrenokortikotopen Hormonen,* vor allem aber mit *Kortikosteroiden* und *Antibiotika,* die nach KLEMKE alpha, beta ungesättigte Aldehyde und Carbonsäuren darstellen (vgl. oben ungesättigte Dicarbonsäure als krebszellschützende Säure), ist für das Ansteigen der Krebshäufigkeit verantwortlich zu machen.

5. Auch *Fokaltoxikosen* der *Zähne* und des *Rachenringes,* der *Tonsillen* usw. führen zu einer Funktionsbehinderung und Regression der Thymusdrüse, da nach KELENYI (1955) Mastzellen mit einer Verklumpung nach Einwirkung fokaltoxischer Gifte reagieren.

## Neuere Erkenntnisse der Tumorimmunologie

Nach den neueren Erkenntnissen der Tumorimmunologie unterscheiden sich Krebszellen von ihren normalen Wirtszellen dadurch, daß in ihnen

1. *membrangebundene und intrazellulär physiologische Strukturen vermindert sind* (SEEGER 1938: Herauslösung der Phosphadide vom Typ Lecithin aus Zellmembranen und Mitochondrienmembranen. KETELSEN 1982: Strukturveränderungen der Plasmamembranen bzw. Architekturveränderungen).

2. *Membrangebundene oder intrazellulär krebsspezifische Komponenten* (wie Malignolipoid und Toxohormon etc. nach SEEGER 1938) auftreten, die Antigencharakter besitzen.

Diese tumorspezifischen Gifte oder Antigene setzen den Immunmechanismus in Gang, indem das durch Makrophagen degradierte Antigen mit den spezifische Antigenrezeptoren besitzenden T-Lymphozyten reagieren. Diese Reaktion gibt dann das Signal für die Vermehrung der T-Lymphozyten. Der Antigen stimulierte Lymphozyt kooperiert mit anderen T-Lymphozyten und schließlich auch B-Lymphozyten aus Knochenmark und Milz, letztere reifen nach Kooperation mit dem Helfer T-Lymphozyt zu Antikörper produzierenden Plasmazellen heran, welche die antikörperabhängige Immunreaktion induzieren. Die sensibilisierten T-

Lymphozyten oder Killerzellen setzen einerseits Lymphotoxine frei, welche die Membranen der Krebszellen schädigen, andererseits produzieren sie einen Hemmfaktor, der die Makrophagen an Ort und Stelle bindet, damit sie die Tumorzellreste beseitigen.
Aufschluß über die Aktivität der körpereigenen Abwehr, d. h. die Zahl der T-Lymphozyten oder Killerzellen, die bei Krebskranken auf die Hälfte vermindert sind, gibt der Spontanrosettentest mit Schafsblutkörperchen nach DOUWES (1978).

## Die Bedeutung des Lymphsystems und die Lymphdrainage-Massage nach Dr. VODDER

Bis in die jüngste Zeit scheint das Lymphsystem ein Stiefkind der Physiologie des Menschen geblieben zu sein. Obwohl es in Anbetracht seiner vielseitigen Funktionen als eines der wichtigsten humoralen Systeme angesehen werden muß, findet man wenig darüber geschrieben.
Der lymphatische Apparat ist für die Wirbeltiere unentbehrlich, da einerseits eine enge Korrelation zwischen dem Darminhalt, den Darmbakterien und dem submukösen Lymphsystem besteht, andererseits Nahrungsstoffe wie Zucker, Aminosäuren, Eiweiße, Fett, abgestorbene Darmbakterien und schließlich Schlackenstoffe mit dem Lymphstrom transportiert und in die Vena cava ausgeschieden werden. Das Bindegewebe des Organismus schwimmt nach A. KUMPF (1969) gewissermaßen in einer Art Sumpf aus Nahrungsstoffen wie Zuckern, Aminosäuren, Fettpartikeln, Vitaminen, Mineralsalzen, die für die Zellen bestimmt sind, und Stoffwechselendprodukten inklusive Salze, Gase, Wasser usw., die aus den Zellen abgeleitet werden.
Die Lymphmenge beträgt etwa die Hälfte des Körpergewichts und ihre Zusammensetzung ist von der Stoffwechseltätigkeit der Gewebezellen abhängig. Die Lymphbildung hängt von Blutvolumen, Blutverteilung, Blutbeschaffenheit, den Plasmakolloiden, dem kolloidosmotischen Druck und dem Druck in dem Kapillarsystem ab und wird durch Filtration und Osmose geregelt.
Die Lymphozyten bilden die Schutzpolizei gegenüber pathogenen Bakte-

rien. Die Epithelzellen des Intestinaltraktes, angefangen von der Mundhöhle bis zum Anus sind die Kontaktstellen mit der Außenwelt, deshalb beginnt die Abwehrschranke im Munde, dann den Tonsillen, weiter tritt als zweite Verteidigungslinie der WALDEYERsche Rachenring in Aktion, später das Lymphsystem des Darmes. Wenn nicht, wie A. KUMPF betont, das lymphatische System über erstaunliche Fähigkeiten verfügen würde, sich auf geänderte physiologische und pathologische Bedingungen einzustellen, wäre die Menschheit längst ausgestorben.

Nun ist es merkwürdig genug, daß dieses lebenswichtige System sowohl von der wissenschaftlichen als praktischen Medizin ignoriert wird. Wenn man bedenkt, welche Hekatomben von verseuchter, verpesteter Luft, von Autoabgasen und Staub, von Pestiziden der Nahrung, von Medikamenten und Antibiotika auf dieses so wichtige Abwehrsystem hageln, so dürfte es nicht verwunderlich sein, daß Tonsillenerkrankungen, Lymphknotenschwellungen bei dem Zivilisationsgeschöpf Mensch die Regel sind, daß diese Giftherde den Organismus verseuchen und aus dem Lymphsumpf das Terrain für den Krebs entsteht, die Praekanzerose.

Ein genialer Einfall war es deshalb, als Dr. VODDER mit seiner 1936 in Paris veröffentlichten Lymph-Drainage-Massage die Anregung gab, den Lymphabfluß durch einen Mechanismus der *Molekular*massage zu fördern, dabei wird (vgl. ASDONK 1968) das Paraplasma durch stufenlos gleitende Druckzunahme und Druckabnahme wie ein Kuchenteig umgerührt, wobei die im extrazellulären Raum, also der Lymphe, liegenden Moleküle gewissermaßen geordnet und der Abfluß gefördert, d. h. der „stagnierende Lymphsumpf" drainiert und somit der Krebsnährboden beseitigt wird.

## Die zytoplasmatische Therapie des Krebses

Sie soll den Stoffwechsel der Zellen normalisieren, indem natürliche Regenerationsstoffe und Stoffwechselmetabolite mit phylogenetischer Beziehung enthaltende Revitorganpräparate aus Organgeweben von jüngeren Tieren (Foeten) die pathogenen Stoffwechselvorgänge und Regulationsmechanismen zur Norm zurückführen. Tausende von human- und veterinärmedizinischen Behandlungsfällen haben die Ungefährlichkeit und Wirk-

samkeit bewiesen, so daß selbst bei Krankheiten mit infauster Prognose die Erfolgsquote noch bei 80 % liegt.
Der Wirkungsmechanismus ist bereits 1954 von SEEGER auf einer Tagung für Zellulartherapie in Frankfurt/M. begründet worden, daß nämlich molekulare Bestandteile aus Mitochondrien und Mikrosomen des Zytoplasmas an den „locus minoris resistentiae", d. h. erkrankte Organzellen, wandern und eine Regeneration bewirken, indem die Biosynthese, für welche das geflügelte Wort „panta rei", d. h. „es ist alles in dauerndem Fließen", d. h. in dauerndem Umbau begriffen, gilt, durch identische Zellbestandteile wie Desoxyribonucleinsäuren (DNS) als Steuerprinzip, Eiweiße, Lipoide, Polysaccharide, Enzyme usw. regenerierend beeinflußt werden.
In einer fünfundzwanzigjährigen Forschungsarbeit haben K. THEURER und Mitarbeiter nachgewiesen, daß Moleküle durch eine biologische Funktion Informationen zu übertragen vermögen, welche die Induktion des Organwachstums und der Regeneration geschädigter Organzellen durch organgleiche Gewebshomogenate bewirken.
Als stärkste antitumorale Substanz kann nach Th. STIEFEL das *Ney-Tumorin* angesehen werden, ein Mischpräparat aus Thymus, Leber, Plazenta und anderen Faktoren. Im Tierversuch in der Zellkultur war ein fünfprozentiger Rückgang und im Tierversuch ein Rückgang der Zellteilungsrate bis zu vierzehn Prozent und des Tumorvolumens um 20 bis 25 % zu verzeichnen.
Das *eigentlich tumorhemmende Agens* ist ein *relativ niedermolekulares Peptid*, das im Spektrum der zytoplasmatischen Proteine adsorptiv gebunden ist. Nach U. P. KETELSEN wirkt das *Ney-Tumorin* im Gegensatz zur zytostatischen Behandlung mi 6-Mercapturin als Differenzierungsimpuls auf undifferenzierte Tumorzellen. Wenn nach KETELSEN *Ney-Tumorin*-behandelte Tumorzellen spezifische Zellkontakte oder Junctions ausbilden, *das Charakteristikum der Geschwulstbildung* liegt ja nach SEEGER 1938 darin begründet, daß die Krebszellen (solider Mäusetumor → Ascitestumor) keinen Kontakt mehr untereinander besitzen, durch Lektine und *viel besser noch durch Anthozym Petrasch* (vgl. oben die Yoshida-Test-Versuche von Nora PRIMER) jedoch *eine Kumulierung* bzw. *Aneinanderheften* der Tumorzellen und damit eine Proliferationshemmung eintritt, dürfte es sich bei der *Ney-Tumorin*-Wirkung nicht nur um den gleichen Effekt handeln, sondern es werden gleich zwei Fliegen mit einer Klappe geschlagen,

indem der Differenzierungsimpuls gleichzeitig infolge seiner makromolekularen Inhaltsstoffe regenerierend auf den Stoffwechsel der Krebszelle wirkt, die Krebszelle mithin in Richtung Normalzelle zurückgedreht wird, welches Postulat von SEEGER auch durch andere Therapeutika erfüllt zu sein scheint, hier aber durch die Duplizität besonders erfolgversprechend ist.

## Die zytoplasmatische Behandlung von Geschwülsten oder multifaktorelle Krebstherapie

bietet nach THEURER folgende Möglichkeiten:

1. *Verbesserung der Abwehr* (Phagozytose, Immunität).
   *Resistenzsteigerung* durch krebserregende Stoffe, durch Präparate aus lymphatischen Geweben.

2. *Beseitigung vegetativer Dysregulationen* zwischen Zwischenhirn und Hypohysenvorderlappen.
   Raktivierung durch materne Plazenta.

3. *Aktivierung der Mastzellen* und damit *Heparinbildung* (experimentell fundiertes Postulat von SEEGER).
   Natriumlaurylsulfat als oberflächenaktive Substanz.

4. *Steigerung der Immunreaktionen* durch Präparate aus lymphatischen Geweben.

5. *Sensibilisierung gegen foetale Proteine* durch Präparate aus foetaler Leber und Darm.

6. *Aktivierung der Interferonsynthese* durch RNS aus Leber und Plazenta.

7. *Aktivierung der Adenylzyklase,* welche die humorale Regulation gewährleistet durch Präparate aus foetalem Herzmuskel.

8. *Aktivierung der* die Zellproliferation regulierenden *Chalone* durch Rinderdezidua.

9. *Aktivierung des Oxydationsstoffwechsels* durch Hemmung der Synthese- und Proliferationsvorgänge durch Rinderdezidua.

10. Sensibilisierung der Krebszellen gegen Strahlen und Chemotherapie durch Rinderchorion.

## Niedere pflanzliche Organismen zur Krebsbekämpfung

Nach Prof. Dr. Günther ENDERLEIN sollen die höher valenten Formen der Pilze Mucor racemosus und Aspergillus niger an der Entstehung krankhafter Prozesse in Zellen beteiligt sein. Diese krankmachenden höher valenten Formen sollen jedoch durch die niedervalenten Formen, wie Chondrite, nach dem Prinzip der Isopathie beeinflußbar sein und abgebaut werden können, d. h. unschädlich gemacht werden. Nach ENDERLEIN soll ohne die Symbiose von ultravisiblen Lebensformen des Mucor und Aspergillus, angefangen von deren Primitivstadien kleinster kollidaler Eiweißteilchen bis zum Kokken- und Bakterienstadium kein höheres Leben möglich sein.

Die immunbiologische Wirkung dieser Mucor- und Aspergillus niedervalenten Formen wird unspezifischen Proteinen sowie Peptiden zugeschrieben. So wurde im Einsäulenprogramm ein hoher Gehalt an Aminosäuren, Hexonbasen wie Lysin, Arginin, Histidin nachgewiesen und Säuren aus dem Zitratzyklus. Peptide bremsen, wie oben beschrieben, nach W. KUHLMEY die Gärung der Krebszellen.

In den letzten zehn Jahren konnte von mehr als 100 Ärzten und Heilpraktikern an Hand einer Kasuistik von mehreren hundert Fällen nachgewiesen werden, daß das Chondritstadium von Mucor racemosus (Sanum KEHLBECK) das lymphatische Gewebe und das Mesenchym aktiviert, also bei Tonsilliten (Mandelentzündungen), Arthritiden (Gelenkrheuma) wirksam ist, arterielle und venöse Gefäßveränderungen, vor allem der Kapillaren bessert, Gerinnungsvorgänge beeinflußt, sowie auf Stoffwechselentgleisungen bei Diabetes und bösartigen Geschwülsten wirkt.

Die Kombination mit Aspergillusfraktionen beeinflußt vor allem das Lymphsystem, aktiviert die Plasmazellen bildenden B-Lymphozyten und entfaltet andere vielseitige Wirkungen. *Utilin*-Myobakterium Phlei und Latentin aktivieren spezifisch die Abwehrvorgänge und die Resorption von Giften (Krebsgiften).

## Krebs und Ernährung

Wie eingangs betont wurde, werden 70 % der Krebsgifte mit der Nahrung inkorporiert. Wer weiß denn heute schon, was er ißt? Da doch von krebserzeugenden Stoffen freie Nahrungsmittel kaum erhalten sind und einem Krebskranken die übliche denaturierte, mit giftigen Noxen überreichlich gesättigte Kost zu verabfolgen, hieße doch nur Öl ins Feuer des Krebses zu gießen.

Die Ernährung des Krebskranken muß also sowohl prophylaktisch als therapeutisch den karzinogenetisch verursachten Stoffwechselanomalen der Zellen Rechnung tragen bzw. nach KOLLATH auf die veränderte Situation im Redox-Mechanismus der Zellen eingestellt werden; denn allein aus *Reduktionen* (= Wasserstoffentzug) aus dem Nahrungssubstrat und Oxydationen (= Verbrennung des Wasserstoffes durch den Atmungssauerstoff) resultiert alles Leben.

Da die verkrebsende Zelle nach SEEGER (1938) infolge der durch die Zerstörung der Zytochromoxydase oder des Zytochrom $a/a_3$ verursachten *Sauerstoffutilisationsstörung* den Substratwasserstoff nicht mehr „verbrennen" kann, d. h. durch „Verbrennung" mit dem Atmungssauerstoff unter Energie- und Wärmebildung nicht mehr abzubauen vermag, dürfen nur solche „Lebensmittel", d. h. darf nur „lebendige" Nahrung nach KOLLATH verabfolgt werden, welche entsprechend den biochemischen Erfordernissen die Gärung oder Glykolyse in den Zellen senkt und das Oxydationspotential erhöht.

## Ein biologisch einwandfreier Boden als Garant für gesunde Pflanzen und gesunde Nahrung

Die Wurzeln der Krebserkrankung reichen bis in den Ackerboden. Dort beginnt mit der *Zerstörung des biologischen Gleichgewichtes zwischen Bodenbakterien* und *Boden durch chemische Superdüngung* und die dadurch verursachte Vernichtung der Bodenbakterien bereits die Tragödie. André VOISIN faßt das in seinem 1959 in London erschienene Buch: „*Soil, Gras and Cancer*" in folgenden Worten zusammen: „Der Boden ist das Element, welches den Stoffwechsel unserer Zellen regelt. Um die Ursachen der Störung des Zellstoffwechsels und damit die Ursache aller Krankheiten zu finden, müssen wir unsere Aufmerksamkeit der Gesamtheit der landwirtschaftlichen Probleme widmen, insbesondere derjenigen des Bodens und der Nahrungsmittel, die er erzeugt." D. h. mit anderen Worten: „Planta sana in humo sano (eine gesunde Pflanze nur auf gesundem Boden), woraus folgt: „Mens sana in corpore sano" (ein gesunder Geist nur in einem gesunden Körper). Was den Schluß zuläßt, daß die Verirrungen menschlichen Geistes in unserer zivilisierten Welt letzten Endes auf das gestörte Gleichgewicht im Boden, den kranken Boden, zurückzuführen sind, weil 70 % des künstlichen chemischen Düngers, der synthetischen Pestizide, Spritzmittel und Detergentien in das Karussel des Kreislaufes des Lebendigen über Grundwasser, Boden, Pflanzen, tierische und menschliche Zellen und mit den Ausscheidungen wieder über Stalldung, Kompost, Fäkalien in den Boden zurückgelangen.

Der fein aufeinander abgestimmte und ineinandergreifende Mechanismus göttlicher Harmonie wird heutzutage, ob durch chemischen Dünger, durch Gifte wie Pestizide, Insektizide, Detergentien usw., vernichtet und in ein Chaos hineinmanövriert, an dessen Ende wir in noch nicht fünfzig Jahren mit Gewißheit eine zerstörte Schöpfung hinnehmen können. Zwar sind erfreuliche Ansätze eines „Retournons à la Nature" vorhanden, die in einer von H. MÜLLER und H. P. RUSCH inaugurierten biologischen Anbaumethode gipfeln. Der Schweizer Gemüsebaubetrieb Biotta in Tägerwilen führt diese Methode einer giftfreien naturgemäßen Düngung aus lebendiger (Gründüngung), tierischer (antibiotikafreier Stallmist) und mineralischer (Granitmehl) Kompenente mit Konsequenz durch. Die biologisch gezogenen Gemüse- und Säfte-Erzeugnisse sind unübertroffen, eine giftfreie und lebendige Nahrung.

## Die Diät des Krebskranken

Als eine krebsfeindliche *Diät* kann nur eine solche angesehen werden, welche die *Zufuhr von Elektronendonatoren* (= Wasserstoffspendern) *wesentlich einschränkt*, hingegen dafür die *Zufuhr von Elektronenakzeptoren* (=

wasserstoffentziehenden Stoffen) *vermehrt*, da diese als Fermentersatzketten die Blockaden des Elektronentransportes umgehen und den Elektronentransport von den Donatoren zu dem Akzeptor Sauerstoff wieder in Gang zu bringen vermögen, d. h. den „Elektronenstau" beseitigen, den Zellstoffwechsel normalisieren, den Anfall von Bausteinen und damit die vermehrte Teilung stoppen.

# Kohlenhydrate

Um der Stoffwechselentgleisung beim Krebskranken entgegenzuwirken muß in erster Linie diätetisch eine Beschränkung der Reduktone auf ein Mindestmaß erfolgen.
*Verboten* werden müssen vor allem *Glucose* (Traubenzucker) und alle glucosehaltigen Nahrungsmittel, weil sie die Gärung oder Glykose der Krebszellen rapide aktivieren, damit die Wucherung anheizen und die Zellatmung senken. Mit hohen Glucosegaben kann man einen Krebskranken in kurzer Zeit ins Jenseits befördern. Im fortgeschrittenen Stadium der Krebskrankheit ist auch Fruktose schädlich, was von uns (SEEGER und SCHACHT 1956—64) exakt experimentell mit Hilfe der elektrochemischen Zellatmungsmessung bewiesen wurde.
*Erlaubt* sind Vollkornprodukte, wie Achimer Vollkornbrot des ganzen Kornes, Kollath-Vollkornbrot, Vollkornflocken, Bircher Müsli (Familia), Heirler Müsli, Linusit, Siesa, Lact'or (Fink) usw.

# Eiweiße

An Eiweiß ist nur Milcheiweiß, z. B. als Quarkgetränk, zugelassen, in vielfältiger Weise mit Gemüse- und Obstsäften angerichtet, wie sie in natürlicher Form von der Biotta (Tägerwilen), Eden (Bad Soden) und anderen Firmen zu beziehen sind.
*Streng verboten* sind gebratenes und gegrilltes Fleisch vom Schwein und anderen Masttieren, Wurst, Speck, Schinken usw. Alle diese Nahrungsmittel

sind deshalb streng kontraindiziert, weil sie (wie eingangs beschrieben wurde) krebsinduzierende Stoffe enthalten und weil die Rate der Dickdarmkrebse parallel zum Fleischverbrauch gestiegen ist.
Kalbfleisch und Rindfleisch müssen wegen ihres Gehaltes an mastaktivierenden Chemikalien, speziell Östrogenen, die als Kokarzinogene zu betrachten sind (vgl. oben), abgelehnt werden. Erlaubt ist höchstens zweimal wöchentlich gekochtes Hammelfleisch, da das Schaf in den seltensten Fällen Krebs entwickelt; denn unter 400 000 Schafen des australischen Kontinents fand man ein einziges mit Krebs (NIEHANS).

## Fette

Von den Fetten sind alle Hartfette, wie die gewöhnlichen Margarinen, ebenso Butter wegen des Cholesteringehaltes und Sahne *verboten*. *Erlaubt.* und notwendig sind alle an hochungesättigten Fettsäuren reichen Fette, wie Eden-Butter, Vitaquell, u. a., speziell *Olifit-Distelöl* (Egle) mit einem Gehalt von über 80 % an hochungesättigten Fettsäuren, ferner Lein- und Sonnenblumenöl.

## Genußmittel

An Genußmitteln sind logischerweise *verboten:*
*Kaffee*, wegen der krebserregenden Röstprodukte. *Kakao* und *Tee* wegen des hohen Puringehaltes.
Als Ersatz dafür gibt es genügend hochwertige Heilpflanzentees in Reformhäusern und Drogerien, die krebshemmend und ausleitend wirken.
Im *Vordergrund der Ernährung des Krebskranken* stehen unter Hinweis auf die Pionierarbeit von J. KUHL, *milchsaure Milchprodukte* wie Sauermilch, Bioghurt, Sanoghurt, versteht sich von karzinogenfreier Milch aus nicht gespritzten Kuhställen. Joghurt ist abzulehnen oder höchstens sehr maßvoll zu genießen, da er den Darm versäuert und Krebs provozierende Paracoli produziert.

Zu einer krebsverhütenden und krebsheilenden Kost gehören milchsaure Gemüsesäfte (Biotta, Eden u. a. und die L(+)-Rechtsmilchsäure, z. B. RMS-Petrasch (SEEGER und SCHACHT 1960), welche die Atmung von Krebszellen um 110 % aktiviert.

Ein vollkommen natürliches Milchsäurepräparat besitzen wir in dem Molkenkonzentrat *Lactisol* mit einem pH-Wert von 3,47, welches den stark ins alkalische Milieu abgesunkenen pH-Wert der Krebszelle auf den pH-Wert der Normalzelle von 6,2 bis 6,5 zurückzudrehen vermag.

## Die Zehn-Wege-Therapie des Krebses nach SEEGER (1965)

1. *Weg: Aufspürung* und *Ausschaltung* aller *Störfelder. Methoden der Früherfassung* latenter Krebse.
2. *Weg: Nosodenbehandlung* und *Entgiftung* des Organismus.
3. *Weg: Beseitigung der Dysbiose* und *Normalisierung* der *Darmflora.*
4. *Weg: Restitution* und *Aktivierung der Zellatmung durch Wasserstoffakzeptoren.*
5. *Weg: Aktivierung* der *körpereigenen Abwehr.*
6. *Weg: Desensibilisierung* und *Aktivierung* der *Immunabwehr.*
7. *Weg: Zytoplasmatische Therapie* zur *Aktivierung* der *darniederliegenden Antikörperbildung.*
8. *Weg: Hemmung der Glykolyse.*
9. *Weg: Umstellung der Ernährung.*
10. *Weg: Stütze von Herz und Kreislauf.*

Die Zehn-Wege-Therapie des Krebses wurde im November 1965 von SEEGER auf Grund seiner experimentellen biochemischen und elektrochemischen Befunde an Krebszellen und der Erfahrungen am Krankenbett inauguriert und in Ars medici 1966/3 veröffentlicht.
*Leitsatz war. Es gibt keine Pille gegen den Krebs* und *nur eine polypragmatische Therapie vermag das Fortschreiten des Leidens aufzuhalten.*

# 1. Weg: Aufspürung und Ausschaltung aller Störfelder.
## Methoden der Früherkennung latenter Krebse

An den Anfang jeder Krebstherapie muß die Aufspürung aller Störfelder gestellt werden, da diese Impulse das Milieu-Zelle-System irritieren, die Fermente der Atmungskette schädigen und dadurch die Zellatmung inhibieren. SEEGER und SCHACHT fanden 1956—64 einen Untergang der Mitochondrien durch karzinogene Gifte auf 1/2, 1/4 und mehr bis 1/20, parallel dazu ist die Atmung der Krebszellen auf 1/4 im Mittel herabgesetzt.

PERGER bestätigte 1972 diese Befunde, indem er feststellen konnte, daß durch Herd- und Störfeldbelastungen der normale Oxyhämoglobinwert des Venenblutes von 40 % bis zu 70 % steigt, d. h. die Sauerstoffutilisation der Organzellen wird durch Fokalgifte um 1/3 bis maximal 9/10 gesenkt, eben weil nach SEEGER diese Gifte die Zytochrome der Atmungskette, speziell die Zytochromoxydase, irreversibel schädigen. Die nach dem Motto: Steter Tropfen höhlt den Stein früher oder später zum Krebs führende permanente Irritation durch Fokalgifte muß also rechtzeitig genug beseitigt werden.

Nach SPERANSKI (1950) wird eine Erstschädigung des Mesenchyms durch Bakterien, Viren oder chemische Noxen reaktionslos überstanden, erst nach einem zusätzlichen Zweitschlag wird die Grundregulation des Bindegewebes gehemmt, was bis zur totalen Raktionsstarre führen kann. Eine Zweitinfektion, d. h. ein Zweitschlag, blockiert die Regulation gegen die Erstschädigung und so fand PERGER (1972) unter den Zweitschlagpatienten ca. 69 % mit Degenerationserkrankungen und 31,6 % Karzinomträger. Laut EICKHORN (1978) bewirken schwere Infektionskrankheiten, chemische Noxen und sonstige Schäden aller Art unter den Bedingungen des Zweitschlages „im Verlauf der individuellen Krankheitsanamnese eine grundlegende Regulationshemmung der mesenchymalen Abwehrvorgänge.

Nach FLEISCHHACKER (1966) produziert das Störfeld Bakteriengifte (haemolytische Streptokokken), Mucopolysaccharie usw., nach HUNECKE Brenzkatechin, Adrenalin, Serotonin (welche die Monaminooxydase hemmen), nach KELLNER scheiden nicht bindegewebig konsolidierte Narben dauernd Mucopolysaccharide aus, die Antigenwirkung besitzen und eine Heilung ist nur durch Excision möglich. GAEBELEIN wies nach, daß Zahngranulome Disulfide ausscheiden, welche die Zellatmung blockieren. G. KELLNER (1968) konnte an Beispielen zeigen, daß ein nur wenige Millimeter großes Störfeld in einer Narbe am gesamten Organismus auffallende Asymmetrieverhältnisse hervorrufen kann. Störungen in der Haut wirken sich auf Stützgerüst und Bewegungsapparat aus, umgekehrt projizieren sich Störungen innerer Organe oder Systeme in die Haut.

Diese wenigen Beispiel dürften beweisen, daß nicht nur am Anfang jeder Krebstherapie, sondern bereits prophylaktisch alle Störfelder ausgeschaltet werden müssen, da ihre dauernden Irritationen das Terrain für den Krebs bereiten und die krebsige Entartung von Zellen provozieren.

## 2. Weg: Die Nosodenbehandlung und Entgiftung des krebskranken Organismus

Nosoden sind nach W. SPAICH (1979) Arzneimittel, deren Ausgangsstoffe vom kranken Menschen oder Tier gewonnen, nach homöopathischen Gesichtspunkten potenziert und geprüft werden. R. VOLL und E. P. KOLLMER (1962) empfehlen als Grundlage der gezielten Mesenchymentschlackung Nosoden, deren Ausgangsstoffe sterilisierte Krankheitsprodukte, Sekrete, abgetötete Mikrobenkulturen, Sera, Impfstoffe, Vaccinen usw. sind und die in bestimmten Potenzierungen (nach EICKHORN $D_{10}$ bis $D_{12}$) nach den Grundregeln der Homöopathie als Simile oder Simillimum verabfolgt werden, nachdem ihre Erforderlichkeit elektroakupunkturmäßig getestet wurde.

Zu den Erbgiften, den Heteroantigenen der Bakterien und den Autoantigenen aus geschädigten und abgestorbenen Körperzellen, Polysacchariden, den Krebszellgiften wie Malignolipoid und Toxohormon gesellen sich noch die Hekatomben der eingangs beschriebenen krebserzeugenden Gifte, die in den Organismus gelangen.

Infolge der besonderen Anordnung gewisser Atomgruppen an der Oberfläche des Moleküls dieser Gifte, das heißt polarer Gruppen mit Coulombscher Anziehung oder Dipol-Dipol-Bindung, verankern sich diese Antigene an den Eiweißen, und zwar in der 3. Phase der Eiweißsynthese. Die Verankerung geschieht durch Wasserstoffbrücken, indem der Wasserstoffkern einer Iminogruppe des Pathogens mit den Carbonylgruppen eines Eiweißes eine H-Bindung bewirkt. Dadurch wird eine Blockierung der funktionellen Carbonylgruppen C = O eines Eiweißes verursacht, indem sich eine feste Azomethin-Doppelbindung C = N bildet.

Die Nosoden, d. h. die getesteten Gifte in Hochpotenz, sollen nach VOLL die haptophore Bindung der Gifte oder Toxine an die Zelleiweiße zu lösen vermögen und eine Eliminierung bewirken, somit eine Entgiftung. Das Wie ist noch umstritten! Auf diesem Prinzip beruht auch die Wirkung der KOCHschen Molekulartherapie.

C. EICKHORN konnte mit Nosoden in der Potenzierung $D_8/D_{10}/D_{12}$ nach Sanierung von 17 fokologisch untersuchten Krebsen von z. T. 30jähriger Dauer regelmäßig einen spontanen Tumorzerfall feststellen, und zwar bei Prostata-, Blasen-, Ovarial- und Uteruskrebsen. Vgl. seine Kasuistik 1976/78.

## Die Entgiftung des krebskranken Organismus

1. Durch *Hyperthermie* nach LAMPERT, OLLENDIEK u. a. 4 bis 10 Stunden bei 42 °C.

2. Durch das *Echinacin-Japanische Bad* (nach SCHLENZ-ZABEL). Durch Injektion von Echinacin i. v. vor dem Bad erreicht der Patient eine Temperatur von über 39 °C, Badedauer 30 bis 40 Minuten, danach zwei Stunden Ruhe. Evtl. Badedauer 1 bis 2 und 4 bis 8 Stunden. Malaria-Beimpfung zur Fiebererzeugung. SEEGER hatte bereits 1938 nachgewiesen, daß durch Überwärmung auf 39 °C das Wachstum von Krebszellen gebremst wird.

3. Durch die *Lymphdrainage-Massage* nach Dr. VODDER, wodurch ein Abfluß der Schlackenstoffe erreicht wird.

4. Aktivierung der entgiftenden Funktion der Leber durch Umckaloabo, Flacar, Echinacin, Echtersept, Calovowen, Resplant, Traumeel, Reducdyn, Pollen-Diät-Zellfit, Harpagophytum usw.

## 3. Weg: Beseitigung der Dysbiose und Normalisierung der Darmflora

Die Symbiose, d. h. das Zusammenleben der Darmbakterien mit den Epithelzellen des Intestinaltraktes ist lebensnotwendig. Die Symbiose beginnt bereits mit Lactobazillen im Munde, im Dünndarm herrschen Lactobazillus acidophilus und Bifidobakterien vor, die Dickdarmflora besteht aus Milchsäure bildenden fakultativen Anaerobiern wie Bacterium coli, Aerobacter und obligaten Anaerobiern wie Clostridium, Bact. faecalis aerogenes usw. Die Funktion der Darmflora ist abhängig von der Nahrung, so ist es nicht verwunderlich, daß durch die Hekatomben von Giften in der Nahrung und falsche Ernährung die normale Zusammensetzung der Darmbakterienflora geschädigt wird und pathogene Bakterien die Oberhand gewinnen, also eine Dysbiose entsteht, welche das Terrain für eine Krebsentstehung bildet.

So konnten FREUND und KAMINER schon 1910 und NEUBERG 1911 im Darm Krebskranker eine Karzinomdarmsäure, d. h. eine *un*gesättigte, stickstoff-, phosphor- und schwefelfreie Dikarbonsäure vom Typ der Maleinsäure nachweisen, welche Krebszellen vor der Auflösung schützt, wogegen im Darm Gesunder eine gesättigte Dikarbonsäure von einer gesunden Darmflora gebildet wird. Diese karzinolytische Dikarbonsäure konnte in allen Organen gefunden werden, den größten Gehalt jedoch hat die Thymusdrüse. Diese krebszellauflösende Dikarbonsäure kann experimentell durch Röntgenbestrahlung, Teer, Ruß, Tabaksaft und andere krebserzeugende Gifte zum Verschwinden gebracht werden und sie fehlt sowohl im Karzinomserum als in allen anderen Praedilektionsstellen für Karzinome, z. B. Ulcus cruris, Ulcus ventriculi.

KLEIN konnte 1933 aus dem Darminhalt von Gesunden und Krebskranken zwei verschiedene Coliarten züchten, SILBERSTEIN diese als Normal- und Karzinom-Coli verifizieren, GROSSE-DRESSELHAUS fand im Darminhalt Krebskranker nur atypische Paracoli und Proteus. DRUCKREY gelang es, mit Colikulturen aus dem Darm Krebskranker, bei Ratten bösartige Geschwülste zu erzeugen.

*Einer der Angelpunkte der Krebsentstehung scheint demnach in der Entartung des Coliflora des Darmes durch eine denaturierte und vergiftete Nahrung zu suchen sein.*

Oberstes Gesetz ist demnach die Sanierung der Darmflora mit Hilfe von Lactobazillen im Eugalan (TÖPFER), mit Omniflora (PFLÜGER) nach KLUDAS, mit Bioghurt, Sanoghurt, in Verbindung mit Rechtsmilchsäure (RMS-Petrasch, 3 x 40 Tr., Sanuvis L(+)-Milchsäure, mit Symbioflor I und II, Sulfredox usw., was ausführlich in SEEGER: *Krebs — Problem ohne Ausweg?*, erörtert wurde.

## 4. Weg: Die Geschwulstbremse Nr. I
### Restitution und Aktivierung der Zellatmung durch Wasserstoffakzeptoren

1. Durch *Ozon,* dessen reaktionsfähiges O-Atom über Bildung von Peroxydbrücken sofort mit dem Substratwasserstoff reagieren kann, ohne die Atmungsfermentkette notwendig zu haben.

2. Durch die *Inhaltsstoffe der roten Bete,* welche in hochaktiver Form und Wirkung im *Anthozym-Petrasch* vorliegen und welche die Atmung von Krebszellen um 400 % zu aktivieren, also zu normalisieren vermögen. Die Inhaltsstoffe der roten Bete akzeptieren 16 Wasserstoffatome, die Carotine 11 Wasserstoffatome.

3. *Anthozym-Petrasch* ist ein unerläßliches und vorzügliches Adjuvans bei der strahlen- und chemotherapeutischen Behandlung Krebskranker, weil es a) die Leukozytenwerte steigert und die Leukozytendepression günstig beeinflußt, b) die Erythrozytenwerte, d. h. die Zahl der Blutkörperchen erhöht, c) die Glutamat-Oxalacetat-Transaminase aktiviert und dadurch den Zerfall gesunden Gewebes vermindert, d) die Lactat-Dehydrogenase-Tätigkeit und damit die Bildung von Linksmilchsäure senkt, e) die Alpha$_1$- und Alpha$_2$-Globuline senkt, die Gammaglobuline und damit die körpereigene Abwehr jedoch beträchtlich steigert.
*Anthozym* ist nach PRAXMARER das einzigste Mittel, welches den bei allen Menschen durch die Einwirkung der Umweltgifte erhöhten rh-Wert (d. h. den infolge der Sauerstoffutilisationsstörung erhöhten Sauerstoffgehalt des Blutes) von 20 bis 22 auf den Normalwert von rh = 14 senkt. Ascorbinsäure senkt nur auf den Wert 16.

*Anthozym* ist mithin das wichtigste Mittel bei der Behandlung Krebskranker, um die Sauerstoffutilisation und damit den rh-Wert zu normalisieren.

4. Die *Anthozyane*, das sind stickstofffreie pflanzliche Farbstoffe, besitzen ähnliche wasserstoffakzeptierende Eigenschaften wie die stickstoffhaltigen Betazyane der roten Bete.
   a) Der Farbstoff *Myrtillidin* aus der Heidelbeere akzeptiert 3 Wasserstoffatome und aktiviert die Atmung von Krebszellen um 400 bis 500 %,
   b) das *Sambucin*, der Farbstoff des Holunders, akzeptiert 2 Wasserstoffatome,
   c) das *Oenidin*, der Farbstoff des Rotweins bindet 1 Wasserstoffatom.

5. *Symphytum* mit dem wichtigsten Wirkstoff Allantoin besitzt krebshemmende Eigenschaften.

6. Die *Mistel*, Viscum album, hemmt die Wucherung von Krebszellen.

7. *Flavone* und *Quercetine*. Die Grundkörper zahlreicher gelber Blütenfarbstoffe besitzen Antikrebseigenschaften, deshalb hat auch Eichenrindenabsud krebshemmende Eigenschaften z. B. bei Magenkrebs.

8. Ebenso besitzen die *Anthozyanidine* krebshemmende Wirkung.

9. Die *Ringelblume*, Calendula off., ist ein ausgezeichnetes Mittel gegen bösartige Geschwülste.

10. *Podophyllum peltatum* oder Fußblatt ist eines der wenigen wirksamen Mittel bei Intestinalkrebsen; denn es hemmt die Teilung der Krebszellen.

11. *Rechtsdrehende L(+)-Milchsäure* aktiviert die Atmung der Krebszellen um 110 %.

12. *Carotine*, die Farbstoffe der Möhre, akzeptieren 11 Wasserstoffatome, beseitigen die Depolarisation und aktivieren die Funktion der Thymusdrüse.

13. *Blüten-Pollen* (Pollen-Diät-Zellfit) hemmt das Wachstum von Krebszellen um 92 %.

14. *Germanium* im Haderheck-Quellwasser und Dunarisbrunnen, sowie in Sanum-Redox-G akzeptiert 2 Wasserstoffatome und bringt Krebse zur Rückbildung.

15. Die *Molekulartherapie* von Fr. W. KOCH hebt die Blockaden der Carbonylgruppen auf.
16. *Proteolytische Enzympräparate* wie Carzodelan und Wobe Mugos lösen die pathogenen Eiweiße der Krebszellen auf. Bereits 1938 stellte SEEGER histochemisch fest, daß von der Krebszelle als Akt der Selbsthilfe proteolytische Enzyme gebildet werden.
17. der *gärungssenkende Faktor Polyerga* bewirkt eine Wachstumshemmung von bösartigen Geschwülsten (vgl. Geschwulstbremse Nr. III).
18. *Therapie* mit *bestrahlten Hämatoporphyrinpräparaten.*
19. *Die Schluckimpfung* gegen den Krebs nach R. DROBIL mit Alpha-Furyl-Methanol.
20. *Propolis* = Bienenkitt enthält mehr als 20 wasserstoffakzeptierende Wirkstoffe (Terpene etc.).

# 5. Weg: Aktivierung der körpereigenen Abwehr. Die Geschwulstbremse Nr. II

1. Durch Hyperthermine (vgl. Weg 2).
2. Durch Mistelextrakte (Plenosol, Iscador, Iscucin).
3. Echinacin- und Elpimed-Injektionen.
4. Echterosept, Kalovowen, Ekulisan usw.
5. *Stoffwechselprodukte von Darmbakterien:* Symbioflor I und II, Eugalan, Colibiogen, Enterotropin, Omniflora, welche die Abwehrkraft des Lymphstromes steigern.
6. Injektionen frisch entnommener Muttermilch in rohem Zustande (20 bis 30 Injektionen) nach HERBERGER (1958).
7. Durch Kieselsäure wie Sikapur, Sklerosol usw.

# 6. Weg: Desensibilisierung und Aktivierung der Immunabwehr

*Krebszellen* unterscheiden sich von normalen Wirtszellen dadurch, daß in ihnen

1. *membrangebundene und intrazelluläre physiologische Strukturen vermindert* sind (nach SEEGER 1938: Herauslösung der Phosphatide aus Zell- und Mitochondrienmembranen, nach KETELSEN 1982: Struktur-bzw. Architekturveränderungen der Plasmamembranen),
2. *intrazellulär membrangebundene krebsspezifische Komponenten* (wie Malignolipoid und Toxohormon nach SEEGER 1938) auftreten, die Antigencharakter besitzen.

Diese tumorspezifischen Gifte oder Antigene induzieren den Immunmechanismus, indem das durch Makrophagen degradierte Antigen mit den spezifische Antirezeptoren besitzenden T-Lymphozyten, den Killerzellen, reagieren. Diese Reaktion gibt das Signal für die T-Lymphozytenvermehrung und die B-Lymphozyten-(= Plasmazellen)Vermehrung, welche die Antikörper produzieren. Die sensibilisierten T-Lymphozyten setzen Lymphotoxine frei, welche die Membranen der Krebszellen schädigen, außerdem bindet ein von ihnen ausgeschiedener Hemmfaktor Makrophagen an Ort und Stelle, damit sie die Tumorzellreste beseitigen.

Leider ist die Sache nicht so einfach, weil die Tumorantigene in der Krebszellmembran durch Neuraminsäure aus dem Zerfall der Eiweiß-Kohlenhydratstrukturen maskiert sind, so daß die T-Lymphozyten die Tumorantigene nicht erkennen können. Erst durch Neuramidase können die Tumorzllen demaskiert werden.

Gegen die von Krebszellen fortlaufend gebildeten Antigene wie *Karzinogen-Phosphatid (= Malignolipoid)* (SEEGER 1937/38), *Polypeptide (Toxohormon),* Depolymerisate von Mucopolysacchariden usw. muß der krebskranke Organismus dauernd spezifische Antikörper bilden. Aus den Antigen-Antikörper-Komplexen bildet sich bei neuem Antigenkontakt ein komplizierter Antigen-Antikörper-Antikörper-Komplex, der ein Allergen darstellt und mit dem der Körper nicht mehr fertig wird und in ein Krankheitsbild einer chronischen Allergie durch Sensibilisierung hineinmanövriert wird.

Von *ausschlaggebender Bedeutung* ist deshalb *die Bekämpfung der allergischen Reaktionslage des sensibilisierten Organismus,* d. h. die *Zerstörung des allergischen Komplements.*

Nach CSABA und Mitarb. (1958), DITTMAR (1958) ist dazu das *Heparin* imstande. FUKUSHIMA wies 1954 nach, daß die Vorstufe des Heparins, die Hyaluronsäure, krebshemmende Mittel zu einer wirksamen Molekül-

größe abzubauen vermag, so daß sie in die Krebszelle gelangen können. LIPPMANN wies 1957 die wachstumshemmende Wirkung von Heparin auf den Ehrlich-Ascites-Tumor der Maus nach, indem er eine 40- bis 50prozentige Tumorrückbildung feststellen konnte.
Ergo Blutegelbehandlung der Krebskranken!
*Alpha* est et Omega der Immunbehandlung ist die Behandlung mit Thymusdrüsen-Frisch-Extrakten (SANDBERG, Pesić) oder Ampullen-Präparaten (Dr. MULLI), da nach POTOP und MILCU Thymusdrüsen junger Kälber einen das Geschwulstwachstum hemmenden Faktor enthalten.
K. THEURER (Revitorgan-Gesellschaft) empfiehlt zur Desensibilisierung einen Serumaktivator, der mit Eigenserum injiziert wird, auch UV-bestrahlte Eigenblutinjektionen können angewendet werden. Desensibilisierend wirkt ferner Schlangengift (THOMS), Bienengift, Calcium-EAP, Calcistin usw.

# 7. Weg: Zytoplasmatische Therapie zur Aktivierung der darniederliegenden Antikörperbildung

Revitorganpräparate, die natürliche Regulationsstoffe und Stoffwechselmetaboliten mit phylogenetischer Beziehung aus Organzellen enthalten, sollen in den Krebszellen die pathogenen Stoffwechselvorgänge und Regulationsmechanismen normalisieren.
Nach SEEGER (1954) vermögen molekulare Bestandteile aus Mitochondrien und Mikrosomen foetaler Organe in erkrankten homologen Organzellen eine Regeneration zu bewirken.
THEURER und Mitarbeiter haben nachgewiesen, daß Moleküle durch eine biologische Funktion Informationen zu übertragen vermögen, welche die Regeneration geschädigter Organzellen durch organgleiche Gewebshomogenate bewirken.
Stärkste Antikrebssubstanz ist das *Ney-Tumorin*, ein Mischpräparat aus Thymus, Leber, Plazenta und anderen Faktoren.
Das eigentliche krebshemmende Prinzip ist ein niedermolekulares Peptid (vgl. Polyerga), welches adsorptiv an zytoplasmatische Proteine gebunden wird.

Die Kontaktlosigkeit der Krebszellen untereinander, welche die Krebszellen zur uneingeschränkten Vermehrung befähigt, wird durch Ney-Tumorin aufgehoben und es wird genau so wie durch *Anthozym* oder Lectine eine Kumulierung bzw. ein Aneinanderheften und dadurch eine Hemmung der Proliferation bewirkt.

## 8. Weg: Hemmung der Glykolyse

Wie bereits erwähnt, wird die *Glykolyse* bei Asciteskarzinomzellen durch das sich aus Peptiden zusammensetzende Präparat Polyerga in 24 Stunden um 42 %, bei krebskranken Menschen um 57 % gehemmt.
Wir, SEEGER und SCHACHT, konnten 1960 nachweisen, daß razemische Milchsäure den Stoffwechsel 84fach virulenter Asciteskarzinomzellen *um 52 % hemmt,* das Molkenkonzentrat Lactisol hemmte um 27 %. Wenn nach HOLZER die Reaktionsprodukte der Glykolyse, nämlich deren Endprodukt D(—)-Linksmilchsäure, die Glykolyse zu hemmen vermögen und dadurch die Wucherung der Krebszellen bremsen, so erklärt das die Erfolge von EFIMOV 1908 mit Milchsäure bei einem Kiefersarkom und die frappanten Therapieerfolge an 65 inkurablen Krebskranken, die E. STRAUSS mit Tagesmengen von 9,0 bis 18,0 g razemischer Milchsäure in 3 x 250 g Joghurt erzielte, wobei Joghurt nach REDDY, SHAHANI und BANERJEE (1973) die Proliferation von Ehrlich-Asciteskarzinomzellen um 24 bis 28 % gegenüber den Kontrollen hemmt.
Wenn es gelänge, die Krebszellen für die Ausscheidung der gebildeten D(—)-Linksmilchsäure impermeabel zu machen, nachdem das Geschwulstgebiet vorher noch zusätzlich mit razemischer Milchsäure angereichert wurde, wäre eine unblutige biologische Therapie verwirklicht, den Krebs mit seinen eigenen Waffen zu schlagen.

# 9. Weg: Umstellung der Ernährung

„Le microbe, c'est rien, le terrain, c'est tout.
(Die Mikrobe ist nichts, das Terrain ist alles.)"
Louis PASTEUR

Und eben dieses Terrain, in dem der Krebs entstehen kann, wird durch eine falsche und vergiftete Nahrung geschaffen. Die Ernährung muß also sowohl prophylaktisch als auch therapeutisch den karzinogenetisch verursachten Stoffwechselanomalien der Krebszellen Rechnung tragen und auf die veränderte Situation im Redox-Mechanismus eingestellt werden. Hier die übliche denaturierte Kost, noch dazu mit giftigen Noxen angereichert, verabfolgen zu wollen, hieße doch nur Öl ins Feuer des Krebses gießen zu wollen.

## Kohlenhydrate

Die *Kohlenhydrate* sind *möglichst einzuschränken.*
*Verboten* sind: Glucose (Traubenzucker), weißer Zucker, Süßwaren und alle anderen zuckerhaltigen Nahrungsmittel, weil Glucose in Krebszellen die Atmung senkt (im Gegensatz zu normalen Zellen), die Gärung oder Glykolyse dagegen anheizt und damit die Wucherung der Krebszellen aktiviert, verboten sind ferner Weißmehlprodukte, kastrierte Schrippen (Brötchen), Kuchen usw.
*Erlaubt:* Vollkornprodukte, z. B. Achimer Vollkornbrot, Kollath-Vollkornschrot, Kollath-Flocken, Urbrot, Lieken-Dreikornbrot, Familia Kleie-Müsli zur Behebung der Obstipation und Ankurbelung der Ausleitung, ebenfalls in diesem Sinne Linusit-Fink kombiniert mit Fink-Lact'or zur Normalisierung der Bakterienflora und der Verdauung, im Wechsel mit Siesa-Fink und die verschiedenen Müsli von Bircher (Familia), von Heirler u. a.

# Eiweiße

*Verboten:* Gebratenes und gegrilltes Fleisch von Masttieren, speziell vom Schwein, wegen des hohen Cholesteringehaltes. Speck, Schinken, Wurst. Parallel zum erhöhten Konsum von Fleisch ist die Zahl der Mastdarmkrebse gestiegen. Auch Kalbfleisch sollte wegen der Masthilfen *(Östrogene)* vermieden werden. Hammelfleisch könnte gestattet werden, da nach NIEHANS unter 400 000 Schafen des australischen Kontinents ein einziges mit Krebs behaftet war.
*Gestattet:* Milch- und Pflanzeneiweiß, hauptsächlich Quark, der in allen Variationen mit Kräutern, Gemüse- und Obstsäften angerichtet werden kann. Dickmilch, Bioghurt und Sanoghurt und andere Sauermilchprodukte wegen des Milchsäuregehaltes, dagegen kein Dauergebrauch von Joghurt wegen der Versäuerung des Darmes.

# Fette

*Verboten:* Alle Hartfette, wie die gewöhnlichen Margarinen, Butter wegen des Cholesteringehaltes, da Krebskranke bereits einen hohen Cholesterinüberschuß aufweisen.
Zu vermeiden ist vor allem das Braten der Fette, da schon beim Braten in einer Pfanne + 350° C erreicht werden, wobei die Fette und Öle karzinogene Eigenschaften annehmen (A. H. ROFFO).
*Erlaubt:* Krebskranke sollen nur an hochungesättigten Fettsäuren reiche Fette oder Öle verwenden. An erster Stelle steht hier das Olifit-Distelöl (Egle) mit einem Gehalt an über 80 % hochungesättigten Fettsäuren vom Typ der Linol-, Linolen- und Arachidonsäure mit mehreren Doppelbindungen, vermöge deren sie Wasserstoff akzeptieren und binden, also oxydierend wirken. Diese Öle sind essentiell, d. h. der Organismus vermag sie nicht aufzubauen. Weiter Leinöl, Sonnenblumenöl, Keimöl, Eden-Butter, Vitaquell usw., Sojaerzeugnisse und Nußprodukte.
Besonders als wichtig zu empfehlen ist *Halocithin,* ein Lecithinpulver (Hafenmühlenwerke Bremen u. Sanum KEHLBECK, Hoya), zur Stabilisierung der geschädigten Zellmembranen der Krebszellen, aus denen die Phosphatide vom Typ Lecithin durch die Karzinogene herausgelöst sind.

## Genußmittel

*Verboten:* Kaffee wegen der karzinogenetischen Röstprodukte, Kaffeewachs usw. Letztere senken nach SEEGER und SCHACHT drastisch die Zellatmung, sind also Krebspromotoren. Tee ist wegen des hohen Anteils an Purinen zu vermeiden. Ein Tabakverbot versteht sich von selbst (vgl. das Kapitel oben über Tabakgifte).

*Erlaubt:* Die Vielzahl der von der Reformbranche und dem Drogenhandel angebotenen Pflanzentees, Pflanzensäfte. Sauerkrautsaft wegen der Milchsäure, Rote-Bete-Saft (Biotta und Eden). Ungezuckerte Säfte von schwarzen Johannisbeeren und Holunderbeeren, sowie Heidelbeeren *(Biotta)* wegen des Anthozyangehaltes, Sanddorn (Vitamin-C-Gehalt), Weintrauben (Indophenoloxydase, Oenidin, Flavone), Apfelsaft (Äpfelsäure als wichtigste Säure des Zitratzyklus), Eberesche (Sorbinsäure) und die eben schon erwähnte Heidelbeere (wegen ihres hohen Gehaltes an dem Anthozyan Myrtillidin), letztere samt der Vielzahl der verschiedenen Gemüsesäfte und Cocktails aus biologischem Anbau der Biotta, Tägerwilen (Schweiz). Nicht zu vergessen Pollen-Zellfit-Diät (E. Hagen) als vollkommenstes Naturheil- und Kräftigungsmittel für Krebskranke.

Die Ernährung des Krebskranken konnte in dieser Schrift nur in aphoristischer Kürze behandelt werden.

Ausführliche Erläuterungen finden sich in der einschlägigen Literatur, z. B. in H. O. KLEINE und Lisa MAR: Krebsdiät, Weil 1965, W. Hördecke; W. SCHULTZ-FRIESE/Gaby GADAL: Rezepte für eine krebsfeindliche Vollwertkost, Bad Homburg, Bircher-Benner-Verlag; Dr. med. S. SCHMIDT: Hilfe für Krebskranke, Bad Homburg, Helfer Verlag und andere mehr.

## 10. Weg: Stütze von Herz und Kreislauf

Daß beim Krebskranken Herz und Kreislauf durch die Krebsgifte eines entarteten Zellstoffwechsels geschädigt werden, dürfte wohl außer Zweifel sein.

Durch die Krebsgifte Malignolipoid, Toxohormon (Polypeptid), Mucopolysaccharide usw. werden auch die bioelektrischen Potentiale und die Permeabilitätsverhältnisse der Herzmuskelzellen, der Kapillarendothelien usw. verändert, der Mineralstoffwechsel kehrt sich in das Gegenteil um, die Membranen der Herzmuskelzellen werden depolarisiert und es kommt zu erheblichen Schäden der Herz- und Kreislauffunktion.
Gegenmittel ist das Kalium-Magnesium-Aspartat im *Anthozym*-Petrasch. Sind Mittel wie Trophicard (Köhler-Chemie), Stenotrommcardin (Trommsdorf), Septacord (Müller, Göppingen), d. h. Kalium-Magnesium-Aspartate. Zusätzlich ist besonders zu empfehlen Adenylocrat (Adenylchemie, Berlin), ein sofort regenerierend und regulierend auf die Herztätigkeit wirkendes Mittel, Convastabil (Dr. Klein), Oxacent Khella (Dr. Klein), Crataegutt, Tebonin (Schwabe) Confluidin (Müller), Corselect und Gelum oral (Dreluso) und die Vielzahl biologischer Herzmittel, auf die in diesem Zusammenhang nur hingewiesen werden kann und deren Verordnung den behandelnden Ärzten überlassen werden muß.

# Nachwort

*Krebs ist kein Zufall,* der wie eine Hagelschauer ins reife Korn fällt, um es zu vernichten. *Krebs* ist vielmehr der *Tribut an die vielgepriesenen Errungenschaften der Wohlstandsgesellschaft mit ihrem Hyper-Hyper-Konsum.* *Krebs* ist die *Folge des Verstoßes gegen die Naturgesetze, gegen* die *göttliche Harmonie, gegen* die *Einfachheit,* die in allem waltet.

*Die Natur ist immer groß und gut*

Nun wird man einwenden: Krebs hat es zu allen Zeiten gegeben, so alt die Menschheit ist. Gewiß, trotz der Vollkommenheit der Natur ist ein Atavismus, ein Rückfall physiologischer Abläufe von der Atmung in die Gärung durchaus möglich, so daß im Laufe der Menschheitsgeschichte in gewissen Fällen Krebse manifest wurden.

*Eine rasante Zunahme des Krebses,* besonders in den Wohlstandsländern des Abendlandes und in USA, jedoch haben wir dem goldenen Kalb des gepriesenen Fortschritts, dem angebeteten Wohlstand, den Verirrungen menschlichen Geistes zu verdanken, welche die Chemisierung der gesamten Umwelt zu ihrem Gott erkoren haben.

*Gibt es einen Ausweg aus dem Dilemma? Nein!*

Wer könnte sich vorstellen, daß die Menschheit das Rad der Hyperchemisierung, des Hyperkonsums zurückzudrehen vermöchte? Die Denaturierung ist zu weit fortgeschritten, als daß mahnende Worte eines Predigers in der Wüste gehört würden und Erfolg hätten.

Die *Phrase:* „Krebs ist heilbar, wenn er frühzeitig genug erkannt wird", heißt doch nur Sand in die Augen streuen, die Augen vor der Wirklichkeit verschließen.

Ein „Retournons à la nature" dürfte nicht mehr möglich sein. Bleibt allein die Hoffnung, durch eine polypragmatische Therapie *mit dem Krebs leben zu können,* dem Krebs die Schrecken zu nehmen. Daß dies möglich ist, wird in vielen Kliniken und Praktiken einer biologischen Therapie des Krebses unter Beweis gestellt.

# Erklärung der Fachausdrücke (Termini technici)

| | |
|---|---|
| Androgen | männliches Hormon |
| Antigene | Stoffe (große Moleküle wie Eiweiße, Lipoide), die nach parenteraler Zufuhr, d. h. unter Umgehung des Magen-Darmes die Bildung von Abwehrkörpern hervorrufen |
| Antikörper | Abwehrkörper = durch Antigene hervorgerufene Bildung von Gegenstoffen zur Aufhebung der Giftwirkung |
| Ascites | Ansammlung seröser Flüssigkeit mit Krebszellen in der freien Bauchhöhle |
| Atmungsferment | adsorbiert die zu oxydierende Zellsubstanz und „verbrennt" sie, indem die IIIwertige Stufe des Atmungsfermentes in die IIwertige übergeht |
| ATP | Adenosintriphosphorsäure |
| Cardiolipin | Grundstoff fettartiger Natur der Mitochondrien |
| | stickstofffreies Phosphatid aus Rinderherzmuskel |
| Cholesterin ($C_{27}H_{46}O$) | in allen Zellmembranen vorkommendes kompliziertes Zoosterin, das als Schlackenstoff abgelagert werden kann |
| Cristae der Mitochondrien | Leisten, die wie ein Fadenknäuel das Innere der Mitochondrien durchziehen |
| Danaturierung | durch Stoffe zum Genuß untauglich machen |
| Depolarisation | Umkehr der bioelektrischen Ladung |
| Eluat | vom Adsorptionsmittel getrennte Substanz |
| Enzyme | zur Spaltung oder zum Aufbau von Verbindungen notwendige Katalysatoren |
| Epithel | Deckzellenschicht |
| Ergosterol | Steroid mit drei Doppelbindungen als Provitamin D |

| | |
|---|---|
| Ester | aus organischen Säuren und Alkohol unter Wasseraustritt gebildet |
| Esterasen | Esterbindungen hydrolysierende Fermente |
| Fermente | zur Spaltung oder zum Aufbau von Verbindungen notwendige Stoffe, die in ihrer Wirkung Katalysatoren ähnlich sind |
| Flavinenzyme | Elektronen übertragende Katalysatoren |
| Fokus | Herd |
| geopathogen | aus der Erde kommende krankmachende Strahlen |
| Glykolyse (Zuckerauflösung) | Abbau der Kohlenhydrate |
| haemolytisch | blutauflösend |
| Herbicid | Unkrautvernichtungsmittel |
| histiozytär von Hisitozyten | Wanderzellen des Bindegewebes |
| Hyaluronsäure | wichtigster Bestandteil der Grundsubstanz des Bindegewebes |
| Hyaluronidase | Hyaluronsäure spaltendes Enzym von Bakterien und Krebszellen = Ausbreitungsfaktor |
| hydrophil | wasserfreundlich |
| inkorporieren | einverleiben |
| Immunität | Unempfänglichkeit eines Individuums gegenüber einer Infektion |
| Karzinom | eine aus Epithelzellen entstehende bösartige Geschwulst |
| karzinogen | krebserzeugend |
| Kokarzinogenese | Zusammenwirkung innerer Kausalfaktoren mit äußeren Konditionalfaktoren |
| latent | verborgen |
| Lecithin | esterartige Verbindung von Glyzerinphosphatiden mit Fettsäuren oder Cholin |
| Leukozyten | weiße Blutkörperchen |
| Leukopenie | Leukozytenverminderung |
| lipophil | fettfreundlich |

| | |
|---|---|
| Locus minoris resistentia | Ort der wenigsten Widerstandskraft |
| Matrixraum | Mutterboden für die Atmungskette |
| Metastase | Tochtergeschwulst |
| Milchsäure | L(+)-rechtsdrehende Rechtsmilchsäure, die OH-Gruppe linkskonfiguriert, daher L, die optische Ebene des polarisierten Lichtes nach rechts drehend; D(—)-Linksmilchsäure, OH-Gruppe rechtskonfiguriert, aber die Ebene des polarisierten Lichtes nach links drehend |
| Mitochondrien | fadenförmige (mitos-Faden) oder kugelige Körperchen im Plasma der Zellen, welche an die 100 Fermente enthalten und die chemische Fabrik der Zelle darstellen |
| Mitose | indirekte Zellteilung |
| Nicotin-Adenin-Dinucleotid | NAD = Flavinenzym |
| Nosoden | Krankheitsstoffe in Hochpotenz |
| Noxe | krankheitserregende Ursache |
| Ökologie | Lehre von der Beziehung der Lebewesen zu ihrer Umwelt |
| Östrogen | weibliches Hormon (Follikelhormon) |
| Oxydation | Überführung eines Stoffes in eine höhere Wertigkeit durch Sauerstoffzufuhr bzw. Wasserstoff-(Elektronen-)Entzug |
| Oxysomen | die Atmungskette enthaltende Korpuskeln |
| Paracoli | pathologisch veränderte Colibakterien |
| Peptide | Polypeptide, aus gekoppelten Aminosäuren bestehende hochmolekulare Eiweißkörper |
| peptisch | durch Verdauung entstanden |
| Permeabilität | Durchlässigkeit |
| pH | Wasserstoffionenkonzentration in Zellen, Blut oder Gewebe |
| Phänotypus | Erscheinungsbild |
| Phenylring | $C_6H_5$-Bestandteil von Aminosäuren |

| | |
|---|---|
| Phosphatide | Phosphorlipoide enthaltende Stoffe, z. B. Lecithin |
| Polysaccharide | aus einer Vielzahl von Hexosen = sechswertigen Zuckern bestehend |
| Praedilektion | bevorzugte Stelle |
| Proliferation | Wucherung |
| Promotor | Substanz, die das Krebswachstum beschleunigt ohne selbst krebserregend zu sein |
| Protoplasma | lebende Substanz der menschlichen, tierischen und pflanzlichen Zellen |
| Reduktone | Wasserstoff zuführende oder Sauerstoff entziehende Substanzen |
| Redox-Mechanismus | Reduktion oder Wasserstoffentzug und Oxydation-„Verbrennung" durch Sauerstoff |
| Retikulo-lymphoides (endotheliales) System | systematische Zusammenfassung von Endothelzellen der Organe und Histiozyten des Bindegewebes |
| Sarkom | (sarkus = Fleisch) eine aus Bindegewebszellen entstehende bösartige Geschwulst |
| Symbiose | Zusammenleben von Lebewesen zu gemeinsamem Nutzen |
| Synkarzinogen | synchrones (syn = mit) Einwirken mehrerer Substanzen mit gleicher Organo- und Zytotropie |
| Triose | Zucker mit drei C-Atomen |
| Utilisation | Verwendungsmöglichkeit |
| Virulenz | Giftigkeit, Infektionskraft, Grad der Bösartigkeit |
| Zitratzyklus | Zitronensäurezyklus, ein wichtiger Abbau-Zyklus Krebszyklus (nach seinem Entdecker) = Hauptweg der vollständigen Oxydation zu Kohlensäure |
| Zytochrom | häminartiger Farbstoff, welcher bei den Oxydationsvorgängen mitwirkt |

# Schrifttum

Abderhalden, E.: Lehrbuch der physiologischen Chemie, 26. Aufl., Basel 1948, Benno Schwabe

Angerer, J. (1980): Naturheilpraxis 33. Jg.

Asdonk, J. (1966): Ärztl. Erfahrungen mit der Lymphdrainage-Massage des Krampfaderbeines, Heidelberg 1966, Haug (1967): Physik. Med. Reh. 7/2, 8/10

Aslan (1966/67): Vorträge Kongr. Ärzte f. Naturheilverf. Freudenstadt

Baumgärtel, T. (1954): Klinische Darmbakteriologie, Stuttgart 1954, Thieme, (1960): Vitalstoffe H. 19

Bergel (1910): Münchn. Med. Wschr. 2, 64, ibid. 32; (1916): Berl. Klin. Wschr. 2; (1921): Die Lymphozytose, Berlin 1921, J. Springer, Klin. Wschr. 35, 1673; Arch. exp. Zellf. 23

Berenblum, J. (1967): Cancer Research to day, Oxford 1967, Pergamon Press; (1968): Medical Trib. 28.3.32; (1969): Progress in Experimental Tumor Research 11, 21

Bircher, F. E. (1978): Ist Gesundheit fotografierbar? Zürich 1978

Bohn, W. (1935): Die Heilwerte heimischer Pflanzen, 5. Aufl., Leipzig 1935

Bommer, S. (1948): Dtsch. Ges. Wes. 5, 129; (1949): ibid. 4, 137; (1961): ibid. 16, 1938; (1962): ibid. 17, 695; (1963): Vitalst. VIII, 257

Brand, A. T. (1902): Brit. med. J. 26/II

Bruker, M. O. (1975): Schicksal aus der Küche; Krank durch Streß; Stuhlverstopfung ist heilbar; Aus der Sprechstunde, 1975, St. Georgen, Schnitzer Verlag

Brugsch, Th. u. J. (1935): Z. exp. Med. 95, 482; (1936): ibid. 98, 57

Buchholz, W. (1979): Praxis der französischen Ohrakupunktur, Krefeld 1979, D. Münks Verlag

Cone jr. C. D. (1970): Medical Tribune 5/20, 1 u. 36

Cori, C. u. F. (1925): J. of biol. Chem. 65, 397

Cruse, P. et alit. (1979): Lancet 7, 4, S. 754; (1978): Nature 276, 822; (1977): Cancer 40, 2464

Csaba, G. u. Kiss F. (1958): Magyar Onk. 2/4, 167; Neoplasma 6/4, 366; Z. Krebsf. 62, 481

Denck, H. u. Zwintz, E. (1973): Österr. Z. Erf. u. Beh. Krebskr. 28, 81

Denck, H. u. Pridun (1975): schriftl. Mitt.

Diehl, J. C. u. Trompp S. W. (1954): Probleme der geographischen Häufigkeitsverteilung der Krebssterblichkeit in Holland, Ulm 1955, Haug Verlag

Dittmar, C. (1958): Die Medizinische 11, 34; Allergie u. Asthma 2

Douwes, C. (1978): Immundiagnostik maligner Tumoren. Bd. 11 der Schriftenreihe Krebsgeschehen, Heidelberg 1978, Verlag f. Medizin

Drobil, R. (1980): Schluckimpfung gegen Krebs mit Alpha-Furyl-Methanol, Wien/Klosterneuburg 1980

Druckrey, H. (1952): Neue Welt 50, 1613; 1652; 1688; Dtsch. med. Wschr. 48, 1495; (1954): Acta Union Cancer 10, 29; Monatsschr. Ärztl. Fortb. 5; Dtsch. Med. Wschr. 45, 1667; Klin. Wschr. 33, 784

Duuren B. L. van (1968): Arch. invironement Health 16, 472; (1969): J. Nat. Cancer Inst. 43, 481; Toxicol. Appl. Pharmacol. 15, 92; (1974): JARC Monographie Vol. 4, S. 234 Lyon

Eickhorn, C. (1976): Heilkunst 89/7; (1978): Erf. Heilk. 3, 109

Emich, R. (1976): Erf. Ber. v. 22. 1. 76
Enderlein, G. (1951): vgl. Devrient, W., Der Endobiont, Berlin 1951 (1937): Arch. f. Entwicklungsgesch. der Bakterien
Eppinger, H. (1938): Wiender Klin. Wschr. 5/26; (1949): Die Permeabilitäts-Pathologie als Lehre vom Krankheitsbeginn, Wien 1949, Springer
Everson, T. C. u. Cole, E. H. (1966): Spontaneus Regression of Cancer, Philadelphia 1966
Ferenci, A. (1955): Z. ges. inn. Med. 10/22, 1078; (1957): Tuberkulosis 10, 117; (1959): Z. ges. inn. Med. 14/8, 408; (1961): ibid. 16/10, 437; (1968): Erf. Heilk. XVII/10, außerdem in Ferenczi, Seeger, Trüb, II. Aufl., Haug Verlag, vgl. Seeger
Flaschenträger, B. u. Lehnartz, E. (1951): Physiolog. Chemie Bd. I; (1955): Bd. II., Berlin, Springer
Fleischhacker, H. (1966): in: Deshalb Neuraltherapie, Bd. 20 Schriftenreihe d. Zentralvereins Ärzte f. Naturheilverf. S. 474
Freund, S. u. Kaminer, G. (1910): Wiener Klin. Wschr. 28, 120; Biochem. Z. 26, 312; (1911): Wiener klin. Wschr. 24, 1759
Galen 131—201 n. Chr., griechischer Arzt der römischen Kaiserzeit
Gäbelein, K. 1956/59 vgl. Glaser-Türk Herderkrankg. 1956, 1962; (1967): Ars medici 57/4; (1980): Erf. Heilk. 29/12, 984
Gänselen, vgl. Bommer (1948): Dtsch. Ges. Wesen 5, 129; (1949): ibid. 4, 137
Geiger, H. (1963): Rehabilitation 16/5, 6
Gerstenberg, E. (1964): Münch. med. Wschr. 14, 670
Goldstein, D. L. (1956) (1972): Proc. Not. Acad. Sci USA 60/7, 800; (1974): Fed. Proc. 23, 2053; (1975): Molecular App. to Immunology, New York; (1976): Immune Activity of Lymphozytes, New York 1976
Grosse-Dresselhaus, vgl. Burgkhardt (1941/42): Monatsschr. f. Krebs bek. 8/6, 121; 11/10/12. 127
Grosse-Lackmann, W. vgl. Seeger (1953): Landarzt 29/2
Hager (1930/31): vgl. Hartmann
Hartmann, E. (1976): Krankheit als Standortproblem, 3. Aufl., Heidelberg 1976, Haug Verlag
Haviland, A. (1870): Brit. med. J. 26, 537; (1878); Lancet 314, 365, 402, 467; (1891): Int. Congr. Hygiene 12. 8. 1891; (1892): The geographical Distribution of desaese in Great Britain, London 1892
Herberger, W. (1958): Frauenmilch als Therapeutikum, Stuttgart 1958, Hippokrates-Verlag
Heubner, W. (1948): Sitz. Ber. Akad. Wiss. Berlin, Math. Naturw. Kl. 1948/V
Heupke, W. (1956): Vitalstoffe 1, 23; 3, 74; 4, 136; (1957): ibid. 2, 35; 4, 145; (1958): Med. Klin. 53, 1319
Hoepke, H. (1953): Z. Krebsf. 58, 378; (1956): Zellularther. in Klin. u. Prax. Hippokrates-Verlag; (1960): Med. Welt 38, 1758; (1968): Die Zellulartherapie 32, 35
Holzer (1952) vgl. Hoffmann-Ostenhof; (1954): Enzymologie, Wien 1954, Springer
Hunecke, F. (1953): Krankheit und Heilung anders gesehen, Köln 1953, Staufen-Verlag; Das Sekundenphänomen, Ulm 1961, Haug; Impletoltherapie, Stuttgart 1952, Hippokrates-Verlag

Ishida, vgl. Drobil
Ishikawa, K. (1969): Mie med. I, 10/2, 237

Jackson, A. u. Wett, L. (1899): Brit. med. J. 2, 1465
Jalomiteanu und Onitiu (1963): vgl. Hristea, C. u. Jalomitenau (1967), Produkte der Bienenzucht zur Unterstützung der Gesundheit, II. Aufl., Bukarest 1969
Kärcher (1975): schriftl. Mitteilung
Karlson, P. (1974): Biochemie, 9. Aufl., Stuttgart 1974, Thieme
Kelenyi, G. (1955): Acad. Sci.hung. 4, 345
Kellner (1968): in: Deshalb Neuraltherapie, S. 52
Kennedy, D., vgl. Morrison, Medical Tribune 20. 6. 1980
Ketelsen, U. P. (1982): Erf. Heilk. 31/33a, 254
Klemke, R. E. (1979): Vortrag Natura Basel
Koch, Egmont, R. (1981): Krebswelt — Krankheit als Industrieprodukt, Köln 1981, Kiepenheuer & Wietsch
Koch, F. W. (1967): Das Überleben bei Krebs und Viruskrankheiten, Ulm 1966, Haug
Kopp, J. (1970): Wetter, Boden, Mensch, 9, 503; (1968): ibid, 4, 196; (1969): ibid. 6, 305
Kosaki, T. et alit. (1958): Science 127, 3307
Krokowski, E. (1965): Wiener Klin. Wschr. 77/15, 258; (1979): Dtsch. med. Wschr. 104, 326; (1980): Krebsgeschehen 12/5, 119
Kumpf, A. (1971): Regensburger Univ. Ztg. 9
Krüger, G. (1973): Z. Krebsf. 78, 290
Kuhl, J. (1960): Krebs, Krankheit und Ernährung, Braunlage 1960, Viadrina-Verlag; Schach dem Krebs, 8. Aufl., Bern 1960, Humata-Verlag
Kuhlmey, W. (1953): Vortrag Instituto Nat. del Cancer in Medica; (1958): Krebsarzt 7/3; (1960): Medizin heute 9/3, 101 (1964): Krebsarzt 4, 19; (1966): Med. Labor XIX
Kultjugin, A., u. Sawostjanov, F. (1932): Z. Krebsf. 211, 131

Lampert, H. (1954): Physikal. Therapie, 3. Aufl., Dresden 1954; Steinkopff; (1963): Erf. Heilk. XII/7, 301; Med. Welt 49, 2721; (1970): Erf. Heilk. XIX/13, 452
Lane, Sir Arbuthnot, vgl. Zabel
Le Hunt, Cooper, vgl. Wehmer: Die Pflanzenstoffe S. 610
Lickint, F. (1953): Münch. med. Wschr. 96, 1366; Ätiologie und Prophylaxe des Lungenkrebses, Beiträge zur Krebsforsch., Bd. 2, Dresden 1953; (1958): Jugend und Tabak, 4. Heft, Rudolstadt, Greifen-Verlag; (1960): Urania 23, 294; (1961): Lungenkrebs der Raucher, Gesundheitsbücherei, 46. Heft, Berlin 1961, Volk u. Gesundheit
Lippmann, W. H. (1957): Allergy 11, 391

MacMahou, B. (1981): New England J. Med. v. 12. 3. 1981; Die Zeit vom 27. 3. 1981, S. 78; (1982): J. Nat. Cancer Inst. 28, 1273
Manstein, B. (1961): Im Würgegriff des Fortschritts, Frankfurt 1961, Europ. Verlagsanstalt; Liebe und Hunger, München 1967, Desch
Marquardt, Hanne (1980): Reflexzonenarbeit am Fuß, 14. Aufl., Heidelberg 1980, Haug-Verlag

Möllendorff, W. v. (1938): Z. Zellf. 28, 512; (1939): ibid. 29, 706; (1940): ibid. 31, 60; (1941): ibid. 31, 60; 32, 445; (1942/43): ibid. 32/1, 35; Wiener klin. Wschr. 57, 1058; (1943): Z. Zellf. 32/4, 445; (1944): Klin. Wschr. 57/9, 105; (1939): ibid. 18, 1098
Oeser, H. u. Koppe, P. (1980): Die Krebsursachen im Menschen suchen, VCI Chemie und Fortschritt
Peloscheck, P. u. Jentsch, K. (1977): Ther. Woche 9
Perger, F. (1963): Z. f. Stomatologie 68/11, 440; Ärztl. Praxis XV/47, 2596; (1972): Erf. Heilk. XXI/9, 11, 261
Peyer, E. (1935): Arch. klin. Chir. 183, 220
Pischinger, A. (1968): in: Deshalb Neuraltherapie, Bd. 20, Schriftenreihe Zentralverb. Ärzte f. Naturheilverf; (1969): Physik. Med. u. Reh. 10/3, 64
Pohl, G. v. (vgl. Hartmann 1963): Erf. Heilk, XII/11, 521
Potop, T. u. Milcú, S. M. (1970) in T. D. Lukey: Thymic Hormons, Berlin 1973, Urban & Schwarzenberg
Praxmarer, C. (1981): mündl. Mitteilung vom 9. 4. 1981
Preußmann, R. (1975): Chemische Carcinogene in der menschlichen Umwelt, Hdb. d. allg. Pathologie Bd. 6, Berlin 1975; (1980): naturw. Rundschau I, 20
Peacook, P. R. (1933): J. Path. and Bact. 36, 141; (1935): J. Amer. j. Cancer 25, 39
Priemer, N. (1975): Experimentelle Untersuchungen zur Wirksamkeit von Viscum album in: O. Wolff, Frankfurt 1975; (1976): Gutachten vom 12. 7. 1980
Proewig, vgl. Drobil
Rambeau, V. (1934): Z. biol. Heilkunst, Stuttgart 20. 1. 1934
Reddym, C. V., Shahani, K. M. u. Banerjee, M. R. (1973): J. nat. Cancer Inst. 50, 813
Robinet, L. (1930): Acad. de med. 29. 4. 1930; (1934): ibid. 10. 4. 1934
Robinson, W. (1948): Nat. Cancer Inst. 9, 119
Roffo, A. H. (1939): Boll. Inst. Med. exp. Est. Cancer, B. Aires 14, 681
Rumler, K. (1974): Österr. Ärzteztg. 29/11, 689
Rusch, H. P. (1950): Hippokrates 21, 623; Ärztl. Praxis 11/27; (1951): Hippokrates 22/4, 99; (1952): ibid. 23/6, 141, 2, 42; (1956): Arb. Kreis Mikrobiol. Ther. II, 18, 35
Saffiotti, W. (1972): J. nat. Cancer Inst. 49, 1199
Scheller, E. (1969): Krebsschutz durch Früherkennung und Ursachenbehandlung, Bern 1969, Humata-Verlag; (1968): Z. Int. Blut- u. Geschw. Krankh. 5/17
Schlegel, E. (1929): Hoffnung f. Krebsleidende, Regensburg 1929, J. Sonntag
Schneidermann, M. (1980): J. Nat. Cancer Inst. 64, 1091; Amer. J. Med. Ass. 243, 1789
Schulz, Hugo (1919): Vorlesungen über Wirkung und Anwendung der deutschen Arzneipflanzen, Leipzig 1919, Thieme, Unorganische Arzneistoffe, Leipzig 1920
Schwarz, G. (1903): Pflügers Arch. 100, 532
Schweigart, H. A. (1962): Vitalstofflehre, Vitalstofftabellarium, München 1962, H. Zauner jr.
Seeger, P. G. (1933): Z. Zellf. 19, 441; (1937): Arch. exp. Zellf. 20, 280; (1938): ibid. 21, 308; 22, 356; Z. Krebsf. 47; (1939): Z. mikr. anat. Forsch. 46, 153; Klin. Wschr. (1940): 19, 107; (1940): Arch. exp. Zellf. 24, 59; Z. mikr. anat. Forsch. 48, 181; 631; 639; (1943): ibid. 53, 65; Das Dtsch. Ges. Wesen (1950): 57, 113; (1950): Ther. GGw. 9, 307; (1951): Krebsarzt 9/10, 304; Z. Krebsf. 57, 387; Hippokrates 22/13, 351; Das Dtsch. Ges. Wesen 24, 669,

Pharmacie 9, 462 (1952): Wiener med. Wschr. 102/15, 282; Das Dtsch. Ges. Wesen 29, 905; Die Heilkunst 7, 236; Landarzt 16, 436; Dtsch. med. Monatsschr. 8, 489; (1953): Landarzt 29/1, 4; Dtsch. med. Monatsschr. 2, 71; Hippokrates 24/12, 365; Dtsch. med. J. IV/7—8, 150; Pharmacie 2, 142, 3, 227; Med. Monatsschr. 11, 697; (1954): Klin. Med. (Wien) IX/2, 84; Fol. Haematologica 72, 2; Med. Monatsschr. 6, 665; (1955): Erf. Heilk. II/5, 207; Berliner Ges. Blatt 14; ibid. 4, 114; (1955): Berliner Ges. Blatt 7, 186; 9, 232; (1956): Ärztl. Forsch. X/10, I 489; Vitalst. 3, 84; (1957): Das Dtsch. Ges. Wesen 12/41, 1265; Diaita III/4, 5; Z. ges. inn. Medizin; (1958): 14, 506; (1959): Acta histochemica 6, 139; Protoplasma 51/1, 1; Acta histochem. 7, 217; Vitalstoffe III/11, 108; Z. ärztl. Fortb. 53/15, 874; Hippokrates 30/11, 413; Med. heute 8, 1; Diaita (1960): VI/3, 12; (1960): Erf. Heilk, IX/5; Medizin heute; (1961): X/9, 377; (1961): Vitalstoffe 25; (1963): Der prakt. Arzt, Wien, XVII/198, 778; (1964): Vitalstoffe IX/2, 48; (1965): Der prakt. Arzt (Wien) XIX/212, 16 u. 17; Prophylaxe (Wien) IV/8, 146; Erf. Heilk. XIV/4, 149; 6, 253; 7, 301; XIV/5, 209; Vitalstoffe X/3, 77; Ars medici 55/10, 675; Neohipokratica Madrid 13. bis 18. 9. 1965, S. 490; Gesundes Leben 42/2, 4; 42/11, 1; Ärztl. Forsch. XX/11, 587; (1966): Ars medici 56/3, 165; Vitalstoffe 5; Ars medici 56/11, 756; Erf. Heilk XV/3; Z. int. Med. Ges. Blut- u. Geschw. Krh. 13, 10; (1967): Ärztl. Forsch. XXI/2, 2963, Ars. medici 57/4, 234, Erf. Heilk. XVI/20, 8, 235; 12, 1967; Naturheilpraxis 20/3, 91; Wetter, Boden, Mensch 1, 7; Medizin heute 16/6, 170; (1968): Diaita 14/1, 17; Erf. Heilk. XVII/2, 1; Zahnärztl. Mitt. 20; Wetter, Boden, Mensch 4, 173; (1969): Der prakt. Arzt, Wien XXII/260, 88; Ärztl. Praxis XXI/74, 3812; Wetter, Boden, Mensch 5, 233; ibid. 6, 308; Z. Blut u. Geschw. Krkh. I/1, 22; Heilkunst 82/4; Wetter Boden Mensch 9, 457; Erf. Heilk; (1970) 5, 153, 159; Prophylaxe 9/3, 49; Gesundes Leben 47/6, 1; Ferenczi-Seeger-Trüb: Rote Bete in der Zusatztherapie bei malignen Neubildungen, Heidelberg 1970, Haug.; (1970): Naturheilpraxis 23/4; (1971): Protectio vitae 15/VI, 3, 83; Ärztl. Praxis XXII/5, 203; Gesundes Leben 48/3, 13; (1972): Krebsgeschehen 4/2, 21, 4/4, 69; 5, 109; Volksheilkunde 23/9; (1973): Österr. Ärzte Ztg.; (1974): Krebs — Problem ohne Ausweg? Heidelberg 1974, Verlag f. Medizin. (Dortselbst ausführliches Literaturverzeichnis). (1973): Erf. Heilk. 22, 4/5, 97 u. 134; (1973): Die Bedeutung der Ascorbinsäure, Schriftenreihe Krebsgeschehen Bd. 7, Heidelberg, Verlag f. Medizin, Naturheilpraxis 26/6, 270; Österr. Ärzte Ztg. 28/15, 868; (1974): Blei und Krebs, Schriftenreihe Krebsgeschehen Bd. 8, Heidelberg 1974, Verlag f. Medizin, Erf. Heilk, 23/5, 153; (1975): Wetter, Boden, Mensch 22, 1436; 28/5; Physik. Med. u. Rehab. 17/1, 22; Erf. Heilk. 25/3, 108; (1976): Erf. Heilk, 25/11, 463; (1977): Naturheilpraxis 30/3, 177, 254; Krebsgeschehen 6, 149; (1978): Erf. Heilk. 2, 47; Naturheilpraxis 31/3, 265; Krebsgeschehen 3m 69; Erf. Heilk. 27/5, 241; 27/12, 836; Die Rolle der biologischen Heilverfahren bei der Krebsbehandlung, Worms 1978, H. Reinheimer & Co; (1979): Erf. Heilk, 28/4; Immungeschehen und Krebs, Semmelweis-Verlag Bremen 1980, (zu beziehen durch Sanum Kehlbeck, Hoya); (1979): Vortrag auf dem 2. Weltkongr. f. Naturheilkunde Basel, Erf. Heilk.

Seeger, P. G. u. Schacht, W. (1957): Dtsch. Ges. Wesen 12; (1957): Vitalstoffe 11; Acta histochem. 6, (1959): 139; 7, 217; Protoplasme 51/1; (1966): Ärztl. Forsch. 11, 587

Seel, H. u. Flamm in Flamm, Kröber, Seel: Die Heilkraft der Pflanzen, Stuttgart 1942, Hippokrates-Verlag

Silberstein, Rappaport, Kolmer (1932): Z. Bacteriologie u. Parasitologie 134, 32
Spaich, W. (1959): Vortrag Arbeitsgem. f. Elektroakupunktur, Stuttgart, 31. 5. 1959
Speranski (1950): Grundlagen und Theorie der Medizin, Berlin 1950, Springer
Stauffer (1936): Klin. homöopath. Arzneimittel, Dresden 1936
Stöfen, D. (1968): Arch. Hygiene und Bakteriologie 5/6, 68
Strauß, E. (1977): Dtsch. Ges. Wesen 32/27, 1268; (1981): ibid. 36/39, 1661
Szekessy, W. (1937): Z. physiol. Chemie 250, 175
Szent-Györgyi, A. (1957): Bioenergetics, New York 1957; Academic Press; (1965): Science 48, 3679, 34; (1969): Fortschr. Med. 87/22/23; (1975): Nobelpreisträger-Tagung, Lindau
Tuyns, A. J. (1978): Alkohol Health a Reserach World 1978, S. 20; (1980): Bull. Cancer 67, 15
Tyihak, F. (1962): Sci Pharm. 30/3; (1963): ibid. 31/1, 51; (1964): Naturw. 51/13, 315
Theurer, K. (1982): Neythymun Erf. Heilk. 3 a Bd. 31; (1980): Krebsgeschehen 12/4, 80
Veil, W. H. (1923): Erg. inn. Med. 23, 648
Vodder, E. u. E. (1967): Landarzt 5
Voisin, A. (1959): Soil, Grass and 'Cancer, London 1959, Crosby Lockwood and Son
Voll, R. und Kollmer, E. P. (1962): Elektroakupunktur nach Voll, Ulm 1962, Haug, Klin. Wschr. 1962
Warburg, O. (1925): Klin. Wschr. 4, 12
Washüttl, J. (1979): Vortrag Med. Woche Baden-Baden, Oktober 1979
Watermann, N. (1937): Ndl. Tschr. Geneesk. 3, 3; Wed. ver. Physiol. u. Pharm. 7, 1; Verh. Leuwenhoek Verigg. 83; (1940): Bull: franc Etude Cancer 29/70
Wendt, E. (1961): Z. Zellf. 53/2, 172
Wieland, H. (1933): Über den Verlauf der Oxydationsvorgänge, Stuttgart 1933, vgl. Polonovski S. 483, Medizin. Biochemie u. A. Sturm in Lehrb. der spez. Pathol. u. Physiol., Jena 1945, Fischer
Wirths (1980): Med. Erfahrungen, Kongr. Bericht, Symposion Natrium, WHO Euro Report 2, 79
Witting, J. (1934) vgl. Lehmann, Facius: Dtsch. Med. Wschr. 1714;
Wohlfahrt, K. E. et alit. (1961): Strahlentherapie 116/1, 15
Wrba, H. u. Dontenwil, W. (1961): Beiträge pathol. Anat. 124/2, 242
Wrba, H. u. Rabes, F., Klin. Wschr. 39/6, 311; 39, 14, 762
Zabel, W. (1951): Bd. 7 Schriftenreihe Ganzheitsmedizin, Hippokrates Verlag; (1969): Die interne Krebstherapie und die Ernährung des Krebskranken, Bad Homburg 1970, Bircher-Benner-Verlag. (1970): Die zusätzliche Therapie der Geschwulsterkranungen, Heidelberg 1970, Haug

# Werdegang des Autors

Dr. med., Dr. sc. nat. Paul Gerhardt Seeger wurde am 6. 6. 1903 in Calbe (Saale) als Sohn des Fabrikbesitzers Paul Seeger und seiner Ehefrau Elisabeth, geb. Ebeling, geboren. 1910 ging das Unternehmen des Vaters in Konkurs und es begannen schwere Zeiten für den Autor.
Er besuchte die Realschule seiner Vaterstadt, die er mit Obersekundareife 1918 verließ, wurde in die Kaufmannslehre gesteckt, war Bankbeamter, in der Inflationszeit Bauarbeiter, dann Handelsvertreter. Von Ostern 1925 bis Herbst 1926 besuchte er die Oberrealschule in Köthen/Anh. und bestand bereits nach 1/2jährigem Besuch der Oberprima Michaelis 1926 das Abitur.
Als Werkstudent studierte er an der Martin-Luther-Universität Halle, Mathematik, Physik, Chemie, Philosophie, sowie Anglistik, Deutsch und Geschichte, ab 1929 endgültig Naturwissenschaften und nebenbei Medizin, war noch Schüler von Emil Abderhalden, war 1932/33 Staatsstipendiat und promovierte im Mai 1933 auf Grund einer Preisarbeit über das Schicksal der Leydigschen Zellen der Urodelenhaut in Zoologie mit Auszeichnung, da er ein Problem löste, welches 26 Wissenschaftler in 80 Jahren nicht zu lösen vermochten. Die hohe Politik zwang ihn zu einer Tätigkeit beim Provinzialkonservator in Halle, von 1935 bis September 1936 war er als Stipendiat der Deutschen Forschungsgemeinschaft an der Biologischen Reichsanstalt Naumburg tätig und wurde ab 1. Oktober 1936 an die Abteilung für Zell- und Virusforschung des Instituts Robert Koch, Berlin, geholt mit einem Auftrag über Krebsforschung als Stipendiat der Deutschen Forschungsgemeinschaft. Bis 1940 veröffentlichte er dort 12 wissenschaftliche experimentelle Arbeiten, gleichzeitig nahm er das 1933 wegen des politischen Druckes aufgegebene Medizinstudium an der Humboldtuniversität wieder auf und bestand im November 1942 das medizinische Staatsexamen, am 1. 12. 1942 wurde er auf Grund einer von ihm selbst eingereichten Arbeit: über den Kalium-Natrium-Kontrast bei normalen und Krebszellen suma cum Laude zum Dr. med. promoviert.
Als notdienstverpflichteter Arzt absolvierte er im Virchow-Krankenhaus und im Spandauer Krankenhaus seine Pflichtassistentenzeit bis 1945. Ab 1945 übernahm er an Stelle eines geflüchteten Arztes die ärztliche Versor-

gung von Falkensee, Dallgow und Rohrbeck und arbeitete nebenbei privatwissenschaftlich auf dem Krebssektor.
Ab 1. 4. 1956 wurde er vom Staatssekretariat als Oberarzt und Leiter einer Forschungsstelle für Krebsforschung in der Charité, Berlin, mit zwei Forschungsaufträgen betraut. Dort wurden die maßgeblichen experimentellen Untersuchungen durchgeführt.
Mit dem histochemischen Nachweis mit Hilfe von sechs verschiedenen Methoden hatte der Autor 1938 die Zerstörung der Zytochromoxydase bzw. des Zytochrom $a/a_3$, des wichtigsten Fermentes der Atmungskette, als Ursache der krebsigen Entartung wahrscheinlich machen können, seine Ergebnisse wurden nach der Publikation im März 1938 im November 1938 von dem Nobelpreisträger Prof. Dr. v. EULER in Stockholm bestätigt und 1957 vermochten SEEGER und SCHACHT an der Charité normale Zellen durch Bebrütung und nachfolgender Verimpfung mit krebserregenden Stoffen in vivo in typische Krebszellen umzuwandeln und die Erkenntnisse des Autors von 1938 zu fundamentieren.
Der Autor wurde 1979 und 1980 zum Nobelpreis vorgeschlagen und war 1980 in der engeren Wahl. Er veröffentlichte mehr als 250 experimentelle Arbeiten, darunter mehrere Bücher. Als Standardwerk wird sein Buch: Krebs — Problem ohne Ausweg?, Heidelberg 1974, Verlag f. Medizin, bezeichnet.

ERNST VAN AAKEN

# IST DAS Krebs Problem NICHT SCHON längst gelöst ?

Vorausveröffentlichung aus dem Buch
„Alternativ-Medizin durch Ausdauer"

VERLAG MEHR WISSEN – DÜSSELDORF

# — Die neue Dimension in der Krebstherapie —

Dr. med. Ernst van Aaken
IST DAS KREBSPROBLEM NICHT SCHON LÄNGST GELÖST?
112 Seiten, kart., DM 22,80

Mit scharfen Formulierungen wendet sich der weltbekannte Arzt und Forscher — im Volksmund der „Vater des Laufen ohne zu schnaufen" oder auch „Laufpapst" genannt — gegen die nach seiner Ansicht nutz- und sinnlosen Methoden in der Krebsbehandlung von Seiten des heutigen schulmedizinischen Establishments.

Operation, Bestrahlung und Cytostatica bleiben nach Meinung des Autors nur Stümperwerk, weshalb denn auch die Zahl der Krebstodesfälle trotz aller scheinbar zweckmäßiger Bemühungen ständig zunimmt. Das moralische Gebot für den Arzt, durch seine Heilungsmaßnahmen nicht zu schaden, wird gröblich verletzt und in vielen Kliniken werden solche Stümpereien kaltschnäuzig als die einzig mögliche Rettung hingestellt, obwohl mancher Arzt solche tiefgreifenden Maßnahmen nur selten an seinen Familienangehörigen anwenden würde.

„Das einzig sichere an den Behandlungsmethoden der Medizin des Krebses ist der Schaden, den sie anrichten" und „Sicher ist auch, daß Hunderte von Patienten gegen Krebs behandelt werden, die gar keinen Krebs haben.", sind nur einige der schockierenden Feststellungen in diesem Werk.

Streng verurteilt Dr. van Aaken die oft leichtfertig vorgenommenen operativen Eingriffe und die nach seiner Ansicht geradezu sträfliche Behandlung Krebskranker mit Cytostatica. Dafür bietet er seine in langjähriger praktischer Arbeit erfolgreich erprobte Krebstherapie an, für deren Wirksamkeit er zahlreiche Fälle anführt, deren Heilung zum Teil sogar dramatisch verlief.

Das Besondere an diesem für Mediziner geschriebenen Werk, das aber auch für den Laien verständlich ist, ist die „Wissenschaftliche Darstellung des heutigen sicheren Wissens zum Krebs" und das Kapitel: „Wie verhütet man den Krebs und die Zivilisationskrankheiten?".

**In Ihrer Buchhandlung**
**VERLAG MEHR WISSEN - Jägerstraße 4 - 4000 Düsseldorf 1**
**Ruf: (0211) 217369**